ÉTUDE CLINIQUE

SUR LA

PARALYSIE AGITANTE

(ATTAQUES VERTIGINEUSES APOPLECTIFORMES ET ÉPILEPTIFORMES)

PAR

Le Docteur A. MARTHA

Ancien interne des hôpitaux
Préparateur du cours de pathologie interne à la Faculté de médecine

---

PARIS

G. STEINHEIL, ÉDITEUR

2, RUE CASIMIR-DELAVIGNE, 2

—

1888

T⁵

ÉTUDE CLINIQUE

SUR LA

PARALYSIE AGITANTE

(ATTAQUES VERTIGINEUSES APOPLECTIFORMES ET ÉPILEPTIFORMES)

d 85
791

IMPRIMERIE LEMALE ET Cie, HAVRE.

ÉTUDE CLINIQUE

SUR LA

PARALYSIE AGITANTE

(ATTAQUES VERTIGINEUSES APOPLECTIFORMES ET ÉPILEPTIFORMES)

PAR

Le Docteur A. MARTHA

Ancien interne des hôpitaux
Préparateur du cours de pathologie interne à la Faculté de médecine

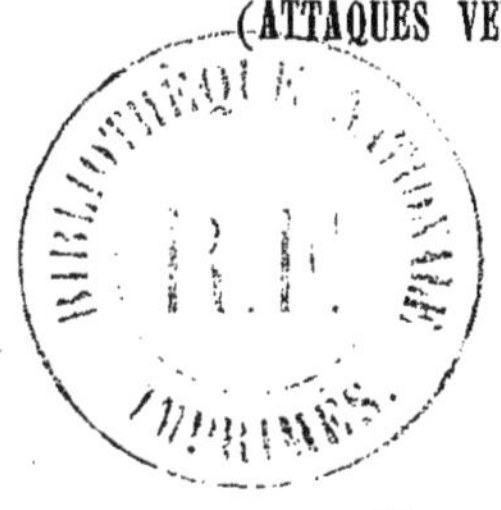
BIBLIOTHÈQUE NATIONALE R.F. IMPRIMÉS.

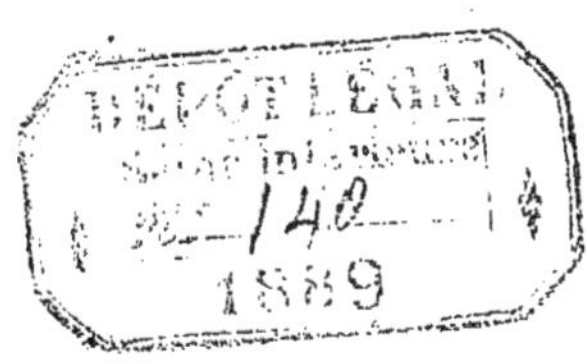
DÉPOT LÉGAL Seine-Inférieure 140 1889

PARIS

G. STEINHEIL, ÉDITEUR

2, RUE CASIMIR-DELAVIGNE, 2

—

1888

ÉTUDE CLINIQUE

SUR LA

PARALYSIE AGITANTE

(ATTAQUES VERTIGINEUSES APOPLECTIFORMES ET ÉPILEPTIFORMES)

Introduction.

Des crises de vertiges, d'attaques apoplectiformes et épileptiformes ayant frappé des malades atteints de paralysie agitante dans le service de M. le Prof. Damaschino dont nous avions l'honneur d'être l'interne, notre maître avait attiré notre attention sur ces complications et nous avait engagé à faire des recherches sur ce point de pathologie qui n'était pas signalé dans les livres classiques.

Outre ces trois malades du service, M. Damaschino se rappelait avoir lu des observations de paralysie agitante dans lesquelles ces crises étaient également survenues : elles étaient simplement relatées par les observateurs qui n'y insistaient point.

Nous avons, d'ailleurs, trouvé fort peu d'observations dans la littérature médicale, contenant la description de ces crises sur lesquelles M. Damaschino avait, le premier, attiré l'attention. Cependant le nombre de cas que nous avons pu recueillir est suffisamment considérable pour nous permettre de les regarder non comme de simples coïncidences, n'ayant aucun rapport avec. la paralysie agitante, mais comme des symptômes mêmes de la maladie, peu habituels, nous en convenons, mais devant, selon nous, rentrer dans le cadre des signes fournis par cette affection.

Nous croyons du reste que si nous avons pu attirer l'attention des médecins sur ces symptômes, ignorés jusqu'alors, les observations en seront plus nombreuses. Ces crises arrivent beaucoup moins souvent dans la paralysie agitante que dans la sclérose en plaques ou les autres affections de la moelle et de l'encéphale, mais nous espérons, dans notre [travail et par nos observations, démontrer leur existence, et leur donner ainsi droit de cité dans la symptomatologie de la paralysie agitante.

Sur le point de terminer nos études nous adressons notre profonde gratitude à nos maîtres dans les hôpitaux qui ont bien voulu nous enseigner la clinique et nous donner de précieux conseils, à MM. Millard, Ferrand, Labbé, Nicaise, Legroux, B. Anger, Pozzi, Audhoui, Duguet, Faisans, Brissaud.

Que notre maître, M. le Prof. Damaschino, qui pendant les années d'externat et d'internat que nous avons passées chez lui nous a toujours aidé de ses conseils et n'a cessé de nous témoigner une extrême bienveillance, reçoive nos remercîments ; nous le prions d'accepter le témoignage de notre reconnaissance pour l'honneur qu'il a bien voulu nous faire en se chargeant de la présidence de cette thèse.

Historique.

C'est à MM. Charcot et Vulpian qu'on doit les notions précises sur la paralysie agitante. Leur important mémoire paru en 1861 et 1862 a été le point de départ de nombreux travaux sur cette maladie. La thèse de M. Ordenstein (1867) établit avec soin le diagnostic entre la paralysie agitante et la sclérose en plaques disséminées. Les travaux du Prof. Charcot, réunis dans les *Leçons cliniques sur les maladies du système nerveux*, les études de MM. Bourneville et Guérard sur la sclérose en plaques ont contribué à nous faire connaître d'une façon complète la maladie de Parkinson.

Citons encore la thèse de M. Claveleira en 1872, la leçon de M. Charcot dans le *Progrès médical* de 1876, les thèses de M. de St-Léger, de M. Leroux, de M. Boucher, de M. Lhirondel, les mémoires de MM. Richard, Jones, Demange, Debove.

Cependant la maladie de Parkinson nous a paru présenter encore quelques parties obscures, au point de vue clinique, et c'est sur elles que nous désirons éveiller l'attention : nous voulons parler des *crises vertigineuses, apoplectiformes et épileptiformes.*

Dans les différents traités classiques et thèses, nous avons vainement cherché la description de ces *troubles encéphaliques* dans le cours de la paralysie agitante.

On trouve bien çà et là dans quelques observations de paralysie agitante des cas de vertiges ou d'attaques apoplectiformes, mais les auteurs qui les relatent n'y insistent point et ne font que les mentionner au même titre qu'un épiphénomène insignifiant : et pour eux c'est plutôt une coïncidence ; ils n'y voient point un symptôme de la maladie.

Cependant MM. Vulpian et Charcot dans leur travail paru dans la *Gazette hebdomadaire* en 1861, font mention du *vertige*. « Habituellement il n'y a point de prodromes, et le tremblement est le premier phénomène qui attire l'attention du malade. Mais comme le médecin n'est ordinairement consulté que longtemps après l'apparition de ce symptôme, il serait fort possible que dans un certain nombre de cas on eût omis de mentionner certains troubles morbides qui, à bon droit, auraient pu être relevés à titres de phénomènes prodromiques. » Ils parlent ensuite d'une de leurs malades qui un an avant de commencer à trembler, était sujette à des *vertiges* presque continuels, devenus au bout de six mois assez intenses pour occasionner des chutes.

Le Prof. Charcot (1) étudie là paralysie agitante, en trace les différents symptômes de main de maître, mais il ne parle point de ces complications. Il montre les différents débuts de cette affection, sa marche, sa terminaison. Puis, parlant de la période terminale, il dit : « L'affection poursuivant sa marche, la difficulté des mouvements augmentant, les malades sont obligés de rester

______

(1) CHARCOT. *Leçons sur les maladies du système nerveux*, 4° édition. Paris, 1880.

toute la journée sur leur chaise ou même de garder tout
à fait le lit. Alors la nutrition souffre, surtout celle du
système musculaire. Il peut survenir, et je l'ai constaté
deux fois, une véritable atrophie graisseuse des muscles.
A un moment donné, l'intelligence s'obscurcit, la mémoire se perd. Les forces générales sont prostrées, les
malades deviennent gâteux, des eschares apparaissent au
sacrum; en pareil cas, les malades succombent par les
seuls progrès de leur affection, par une sorte d'épuise-
ment du système nerveux, et il est parfaitement exact,
ainsi que l'ont annoncé plusieurs auteurs, qu'à cette
période terminale, on voit souvent diminuer et même
cesser le tremblement, quelque intense qu'il fût aupara-
vant. A l'autopsie on ne rencontre d'ordinaire aucune
lésion viscérale importante, capable d'expliquer la mort;
on n'observe point, entre autres, les lésions de la pneumonie caséeuse ou de la phthisie tuberculeuse, qui, nous
le verrons, mettent fin si habituellement à l'existence
des femmes atteintes de sclérose en plaques ou d'ataxie
locomotrice progressive.

Tel n'est pas peut être, cependant, le genre de mort le
plus habituel dans cette maladie. En effet, la terminaison finale arrive fréquemment par le fait d'une maladie
intercurrente. Trois fois, Trousseau a vu la mort survenir à la suite d'une pneumonie; j'ai noté la même chose
chez plusieurs sujets atteint de paralysie agitante. »

M. Fernet (1), dans l'article « Paralysie agitante » du
dictionnaire de Jaccoud, ne fait pas mention de ces troubles légers ou graves.

(1) *Dict. de Jaccoud.* Article Paralysie agitante, 1878.

Dans les cliniques de Vulpian à la Charité (1), nous trouvons une observation de paralysie agitante dans laquelle le malade présenta des attaques apoplectiformes. Il s'agit d'une femme qui, à la suite d'une violente discussion avec son mari, eut une sorte d'attaque pendant laquelle elle perdit connaissance vingt-quatre heures environ. Bientôt survint le tremblement. Une seconde attaque semblable à la première eut lieu quelque temps après ; après cette nouvelle attaque le tremblement du pied gauche augmenta sensiblement.

Dans sa thèse inaugurale, M. le Dr Giraudeau (2) montre que « les maladies de la moelle ou de l'encéphale présentent indépendamment des symptômes propres à chacune d'elles, un certain nombre de manifestations bulbaires et cérébrales, décrites ordinairement sous les noms de *vertiges, étourdissements, pertes de connaissance, attaques dites congestives*, etc..... Les troubles que nous proposons de passer en revue peuvent se diviser en deux catégories : *accidents vertigineux, accidents apoplectiformes*, tout en reconnaissant qu'ils ne forment pas deux groupes absolument distincts de manifestations cérébrales, mais bien deux degrés d'un même syndrome. Entre le vertige le plus passager et l'attaque apoplectiforme complète, il existe une foule d'accidents intermédiaires qui peuvent se trouver réunis sur le même malade, ou bien, au contraire, se répéter pendant longtemps et revêtant toujours les mêmes allures pour faire place

(1) VULPIAN. *Cliniques médicales de la Charité*, 1879.

(2) GIRAUDEAU. *Des accidents vertigineux et apoplectiformes dans le cours des maladies de la moelle épinière*, 1884.

par la suite à des manifestations cérébrales ou bulbaires plus graves. Les sensations vertigineuses les moins intenses acquièrent ainsi en clinique une importance diagnostique et pronostique telle qu'il y a tout intérêt à les comprendre dans la même description que les pertes de connaissance les plus sérieuses en apparence ».

L'auteur étudie ensuite ces accidents vertigineux et apoplectiformes dans la sclérose en plaques, l'ataxie locomotrice, les myélites chroniques diffuses, l'atrophie musculaire progressive et la sclérose latérale amyotrophique. En aucun point il ne cite la paralysie agitante.

Le Prof. Axenfeld, dans son livre (1), au chapitre de la paralysie agitante, s'exprime ainsi : « Le nystagmus ou tremblement du globe oculaire et le vertige n'existent jamais dans la paralysie agitante ; ces deux symptômes sont, au contraire, souvent très marqués dans la sclérose en plaques ».

MM. Lereboullet et Bussard (2) rapportent cette observation de MM. Charcot et Vulpian relative à une malade qui, un an au moins avant qu'elle eût commencé à trembler, était sujette à une sorte de vertige presque continuel qui rendait la marche incertaine et qu'elle comparaît à une sorte d'ivresse.

MM. Lereboullet et Bussard parlent également d'une observation d'Oppolzer dans laquelle le tremblement fut suspendu à deux reprises différentes pendant une demi-heure à la suite d'accès *épileptiformes*.

(1) AXENFELD. *Traité des névroses*, 2ᵉ édit., 1883.
(2) Article Paralysie agitante, du *Dict. de Dechambre*, 1884.

Nous n'avons trouvé aucun renseignement à cet égard
dans le traité classique du Prof. Grasset (1). Ce n'est
qu'au diagnostic de la paralysie agitante avec la sclérose
en plaque, qu'il parle des vertiges « que la localisation
encéphalique des plaques scléreuses peut seule expliquer ».

Le Prof. Eichhorst (2) dans son traité de pathologie,
mentionne des crises apoplectiformes dans le cours de la
paralysie agitante : « Quelquefois surviennent, comme
Berger l'a montré récemment, des attaques apoplectiformes analogues à celles que l'on observe dans la sclérose médullaire ou cérébrale, ou plus rarement dans le
tabes dorsal : on ne trouve aucune lésion capable de les
expliquer ».

Dans un mémoire récemment paru du Dr Von Anton
Heimann (3) l'auteur passe en revue les signes de la
paralysie agitante et ne décrit pas les crises vertigineuses
apoplectiformes ou épileptiformes ; il signale seulement
les deux cas de Berger relatifs à des attaques aploplecti-
formes.

Le Prof. Charcot s'exprime ainsi à propos de la sclérose en plaques : « Environ dans les trois quarts des cas,
le vertige est un des phénomènes qui marquent le début
de la sclérose multiloculaire des centres nerveux... Le

(1) GRASSET. *Traité pratique des maladies du système nerveux*,
3e édit., 1886.

(2) EICHHORST. *Traité pratique de pathologie interne et de thérapeutique*. Traduction française en cours d'impression. Paris.
G. Steinheil.

(3) VON ANTON HEIMANN. *Ueber paralysis agitans*. Berlin, 1888.

plus souvent ce vertige revient par accès de courte durée... Le vertige dont il s'agit est un symptôme d'autant plus intéressant qu'il n'appartient ni à l'ataxie locomotrice, ni à la paralysie agitante, et qu'il peut par conséquent aider au diagnostic ».

Nous voyons donc, en résumé, que si ces crises sont signalées par quelques auteurs, ceux-ci n'y attachent aucune importance, et ne les décrivent pas dans leurs traités. Axenfeld et le Prof. Charcot nient même l'existence du vertige dans la maladie de Parkinson.

Symptômes.

Avant de décrire les crises de la paralysie agitante nous allons donner un aperçu clinique de la maladie, et nous insisterons ensuite sur quelques points particuliers.

L'affection se développe tantôt lentement, tantôt d'une façon brusque (1).

A. *Début lent.* — Le plus souvent le début est insidieux. Avant l'établissement des phénomènes caractéristiques, on signale quelques douleurs vagues, rhumatismales ou névralgiques dans les membres ; une faiblesse toute spéciale, insolite, dans l'exécution des mouvements de la vie ordinaire, les malades s'aperçoivent qu'ils sont moins agiles qu'à l'état habituel. Les douleurs vagues s'accentuent, la gêne dans les mouvements devient de plus en plus visible. Elle se limite d'abord à la main, au pied, au pouce. Puis survient le *tremblement* qui, à cette période, n'est que passager, la volonté a encore sur lui une influence. C'est ainsi que la marche, même s'il s'agit des membres supérieurs, l'action de saisir un poids, de le soulever, de prendre la plume et d'écrire, suffisent

(1) Nous empruntons presque tous ces détails au livre du Prof. Charcot, et à l'article de MM. Lereboullet et Bussard.

souvent pour suspendre le tremblement. Plus tard, il n'en sera plus ainsi.

En même temps il gagne en intensité et en persistance, et envahit de proche en proche les parties jusque là demeurées indemnes, en observant certaines règles dans sa progression (Charcot).

Si, par exemple, il a d'abord affecté la main droite, au bout de quelque mois, de quelques années, ce sera le tour du pied droit ; la main gauche ensuite, puis le pied gauche seront pris successivement.

Il est plus rare d'observer l'envahissement *croisé*. Cependant le Prof. Charcot signale des cas dans lesquels le membre supérieur droit, puis le membre supérieur gauche ont été affectés l'un après l'autre. Le tremblement est ordinairement borné durant longtemps aux membres d'un seul côté (*forme hémiplégique*) ou encore aux deux membres inférieurs (*forme paraplégique*). La tête est toujours à peu près respectée à toutes les époques du mal, même dans les cas les plus intenses, caractère très important, puisque le contraire se remarque souvent dans la forme cérébro-spinale de la sclérose en plaques.

A côté de ce début lent, signalons le début *progressif*, dans lequel le tremblement n'est pas le premier phénomène constaté : il est précédé pendant plus longtemps que dans la forme précédente, de fatigue, de douleurs rhumatoïdes et névralgiques. M. Villemin cite un malade chez lequel ces douleurs avaient précédé de quatre ans l'apparition du tremblement. D'après M. Charcot ce mode de début s'observe principalement dans les cas où la maladie est imputable à une lésion traumatique, à une piqûre (cas de Romberg), à une contusion violente (cas de Charcot).

Quel que soit le mode de début, la maladie évolue ulté-rieurement de la même façon, et ses progrès se font suivant les mêmes lois.

B. *Début brusque.* — C'est en général quand la maladie reconnaît pour cause une émotion vive, une terreur subite, que l'on observe ce mode de début ; le tremblement survient alors tout à coup, occupant tantôt un seul membre, tantôt, et dès l'origine, tous les membres à la fois. Après avoir persisté plusieurs jours, il est possible qu'il s'amende ou même qu'il disparaisse. Mais plus tard, à la suite d'amendements et d'exacerbations, il s'établit d'une manière définitive.

On n'observe en général aucun trouble des fonctions intellectuelles : les facultés psychiques qui pourront subir plus tard une déchéance très grande, sont intactes au commencement de la maladie.

Les fonctions circulatoires, respiratoires, digestives ne sont pas troublées ; on a cependant noté dès le début une constipation opiniâtre.

La durée de cette phase initiale est assez variable : elle est de un, deux à trois ans, d'après M. Charcot.

Période d'état. — A cette période, la maladie présente, sauf dans les formes incomplètes et frustes, un ensemble de symptômes appartenant principalement à l'appareil musculaire, le tremblement, l'attitude du malade et sa démarche.

Quand la maladie est arrivée à son complet développe-
ment le tremblement existe dans tous les membres ; cependant on peut quelquefois observer soit des formes
hémiplégiques, soit des formes monoplégiques, soit des
formes paraplégiques et alternes. Pendant la veille il
est presque incessant, et cesse complètement pendant le
sommeil naturel et pendant le sommeil chloroformique.
Son intensité n'est pas la même à tous les instants ; diverses circonstances l'exagèrent : telles sont les émotions
morales, les efforts physiques, etc. Quelquefois il est in-
termittent ; il se manifeste alors pendant le repos pour
cesser à l'occasion des mouvements volontaires. Les
mouvements volontaires prolongés quelques minutes l'at-
ténuent et même le font disparaître presque complètement. M. le Prof. Damaschino, pour obtenir la disparition du tremblement chez les malades dont il désire faire
mouler les mains par exemple, emploie le procédé
suivant : il présente au malade un verre, un objet quelconque, et, tout en lui disant de le saisir, il le change
continuellement de place, si bien que les mains du malade
sont obligées de se diriger rapidement en un grand nombre de directions, sans pouvoir saisir l'objet. Au bout de
deux ou trois minutes le tremblement a disparu au point
qu'il est possible, même chez un fort trembleur, de pra-
tiquer le moulage de la main. Cette disparition du trem--
blement n'est que momentanée, et quelques minutes après
il reparaît.

De temps en temps on observe des espèces de crises
qui éclatent souvent sans cause appréciable. Suivant
Blasius, on produisait la cessation du tremblement en

détournant fortement l'attention du malade ; d'autres auteurs ont prétendu que ce moyen exagérait le tremblement.

Quels sont les caractères de ce tremblement? Il est peu étendu, cadencé, uniforme. Les mains sont agitées d'oscillations rapides et régulières : parfois les oscillations rythmiques et involontaires des diverses parties de la main rappellent l'image de certains mouvements coordonnés. C'est ainsi que chez quelques malades le pouce se meut sur les autres doigts comme cela a lieu dans l'acte de rouler un crayon, une boulette de papier ; chez d'autres, les mouvements des doigts rappellent l'acte d'émietter du pain.

Indépendamment des mouvements des mains, on voit aussi des mouvements alternatifs de flexion et d'extension dans les articulations du poignet, du coude.

L'*écriture* des malades présente, même au début de l'affection, des caractères très importants sur lesquels M. Charcot a justement insisté; avant même que le tremblement soit bien caractérisé, l'écriture est modifiée : les malades éprouvent une certaine gêne, lorsqu'ils veulent se mettre à écrire ; ils tracent leurs caractères lentement, péniblement ; un malade observé par M. Charcot mettait plus d'un quart d'heure pour écrire une dizaine de mots. L'écriture paraît régulière, bien que très souvent elle soit tracée en caractères très fins. Mais, à l'aide d'une loupe, on reconnaît que les jambages des lettres ne sont pas réguliers ; ils présentent beaucoup d'irrégularités, surtout à une période avancée. Il arrive un moment où les malades sont incapables d'écrire même un simple mot ; ils finissent par saisir le porte-plume entre leurs doigts, mais ne parviennent pas à le fixer d'une façon suffisamment assurée pour leur permettre de tracer quelques caractères, même au crayon.

La trémulation envahit également les membres inférieurs ; le pied est le siège d'un mouvement incessant de flexion et d'extension, plus manifeste quand le malade est couché.

La tête et le cou restent indemnes. Loin d'être agités, les muscles de la face sont immobiles, le regard a même une fixité remarquable, et les traits offrent une expression permanente de tristesse, parfois d'hébétude. La figure du malade semble être recouverte d'un masque (Damaschino) ; les traits sont comme figés, et immobiles, et le malade ne peut plus exprimer sur sa figure la joie ou la colère. La bouche entr'ouverte laisse écouler constamment la salive.

Comme l'a montré M. Charcot la tête ne tremble pas ; si elle paraît prendre part au tremblement général, c'est que dans ce cas les oscillations lui sont imprimées par les secousses dont les membres et le tronc sont le siège. C'est le plus souvent un tremblement provoqué. Cependant dans quelques observations (Villemin, West-phal, Demange), il existait un tremblement de la tête non transmis par le tremblement du tronc. Les muscles de la mâchoire ne participent pas non plus à l'agitation convulsive : cependant il est des malades dont la mâchoire inférieure est perpétuellement animée d'un léger mouvement d'abaissement et d'élévation analogue à celui qu'on observe chez le lapin.

La langue, même lorsqu'elle reste enfermée dans la cavité buccale, est animée d'un tremblement assez accusé qui augmente, lorsqu'elle est tirée hors de la bouche. Mais, comme l'a fait remarquer le premier M. le Prof. Damaschino, le malade ne peut projeter rapidement sa langue hors de sa bouche : si on lui ordonne de la tirer, il entr'ouvre lentement les lèvres, et ne sort sa langue que par petites saccades successives : il semble qu'il ait une certaine difficulté à la mouvoir rapidement. C'est toujours la même lenteur excessive dans l'exécution des mouvements volontaires.

Nous avons vu que les traits du visage étaient pour ainsi dire sans expression : les plis du front sont généralement très accentués; les paupières sont moins mobiles que chez les individus bien portants. Si le malade cherche à fermer ses paupières, on les voit animées de petits mouvements convulsifs qui semblent faire supposer qu'il faille une certaine force pour les tenir abaissées. En effet, comme l'a montré M. Charcot, si on veut les faire maintenir dans cette position, à mesure que l'expérience se prolonge, les mouvements convulsifs (sorte de clignotement rapide) augmentent, et l'occlusion cesse d'être complète.

Il n'y a pas de nystagmus. Il n'existe pas d'embarras de la parole, mais le discours est lent, saccadé, la parole est brève, et il semble que la prononciation de chaque mot coûte un effort considérable de la volonté. Quelquefois la parole est tremblante, surtout au début, puis, à mesure que la phrase s'avance, les mots sont moins tremblants. Certains malades (Damaschino) ne peuvent qu'émettre des sons très bas, et sont dans l'impossibilité absolue de prononcer même leur nom d'un ton un peu élevé. Souvent les malades semblent parler entre les dents (Charcot). Si l'agitation du corps est excessive, il peut arriver que la parole soit tremblante, entrecoupée, comme elle l'est chez les individus qui, peu habitués à l'équitation, sont montés sur un cheval lancé au trot (Charcot).

A côté du tremblement existe un symptôme non moins important, c'est la *grande lenteur dans l'accomplissement des mouvements volontaires*. Le malade n'exécute des mouvements qu'avec un embarras tout particulier. Ce signe apparaît souvent dès le début de la maladie, à une période où le tremblement et où la rigidité musculaire sont fort peu prononcés.

M. Charcot a insisté sur la *rigidité* toute spéciale qui frappe à une certaine époque les muscles des membres agités de tremblement, et ceux du cou et de la nuque. Ce symptôme est précédé par des crampes plus ou moins fortes, passagères d'abord, permanentes plus tard. Le plus souvent les muscles fléchisseurs des membres sont les premiers affectés ; ce sont eux qui sont le plus atteints.

Cette rigidité amène une attitude spéciale du cops, caractéristique de la maladie de Parkinson. « La tête, en vertu de la rigidité des muscles antérieurs du cou, est fortement inclinée en avant, et on la dirait fixée dans cette position, car ce n'est pas sans efforts que les malades parviennent à la porter en haut, à droite ou à gauche. Le tronc lui-même est presque toujours, dans la station debout, un peu penché en avant... Les coudes sont tenus faiblement écartés du thorax, les avant-bras étant légèrement fléchis sur les bras ; les mains, fléchies sur les avant-bras, reposent sur la ceinture. La plupart du temps le pouce et l'index sont allongés et rapprochés l'un de l'autre, comme pour tenir une plume à écrire : les doigts médiocrement inclinés vers la paume de la main, sont déviés en masse vers le bord cubital. Ils montrent en outre, dans leurs diverses articulations, une série de flexions et d'extensions alternatives, de manière à rappeler, jusqu'à s'y méprendre, certains types de déformation observés dans le rhumatisme chronique progressif. La distinction est d'ordinaire facile, pour peu que l'on soit prévenu. Il n'y a pas, en effet, dans la paralysie agitante, la tuméfaction et la rigidité articulaires, non plus que les bourrelets osseux et les craquements que l'on observe dans le rhumatisme noueux. Aux membres inférieurs, la rigidité est quelquefois assez prononcée pour donner l'idée d'une véritable paralysie avec contracture. »

Ces membres peuvent être rigides et ne permettre l'extension qu'avec une certaine difficulté. On se croirait en présence d'une paralysie avec contracture ; mais comme le fait remarquer M. Charcot, on ne provoque pas chez ces malades *d'épilepsie spinale* ou de *réflexe rotulien* exagéré.

La *démarche* du malade est elle-même caractéristique ; il a un besoin incessant de déplacement, et il ne peut rester longtemps à la même place. Assis, les malades sont, à chaque instant, obligés de se lever ; debout, après quelques pas, ils veulent se rasseoir ; après quelques efforts ils se lèvent brusquement, comme mus par un ressort :

leurs pieds soulevés et abaissés avec une certaine régularité, déterminent pendant la marche une percussion pour ainsi dire rythmique du sol ; la marche est incertaine, sautillante ; souvent les malades ne détachent pas les pieds du sol ; ils les traînent tout en sautillant (Damaschino). Leur tronc est projeté en avant, la tête plus en avant encore ; et une fois debout, une fois lancés, ils ne peuvent plus se retenir ; le malade, comme le dit Trousseau, semble courir après lui-même ; il s'en va sautillant, et il lui est impossible de modérer cette impulsion qui le pousse en avant. Quelquefois cette *propulsion* ne se fait sentir qu'après quelques pas ; elle peut être tellement vive que le malade tomberait inévitablement si on ne l'arrêtait dans sa course.

D'autres malades se sentent entraînés d'un côté ou de l'autre ; cette *latéropulsion* droite ou gauche est quelquefois très marquée.

La *rétropulsion* a été longtemps méconnue. Graves, Romberg, Trousseau ont insisté sur ce phénomène. Si le malade marche à reculons, il se met à courir en arrière et il tombe si on ne l'arrête. Alors même que ce phénomène existe, il a besoin souvent d'être provoqué (Bourneville). Il suffit de tirer à l'improviste le malade très légèrement ; aussitôt on le voit marcher en arrière.

M. Debove (1878) a signalé un symptôme, la *latéropulsion oculaire*. Arrivé à la fin d'une ligne, le malade met un certain temps à commencer la ligne suivante ; il semble qu'il y ait pour ses yeux une difficulté considérable à changer de direction ; au commencement d'une ligne, l'œil dépasse le but et se reporte à la ligne précédente.

La *force musculaire* est conservée, au début tout au moins (Charcot, Bourneville). Dans certains cas on a vu le membre le plus agité et le plus affaibli en apparence être celui dans lequel la force dynanométrique était le mieux conservée. Au début il peut exister un certain état parétique, mais cet état ne justifie pas généralement l'emploi du terme *paralysie.*

L'*exploration électrique* fournit dans les premiers temps des réactions normales; à une période plus avancée il y a diminution de la contractilité électrique.

Les différents modes de *sensibilité* sont en général conservés. Cependant chez quelques malades on a signalé une diminution de la sensibilité (Axenfeld, Romberg).

La plupart des malades se plaignent d'une *sensation de chaleur intérieure;* ils étouffent, et au milieu de la saison la plus rigoureuse ils recherchent le froid, rejettent leur couverture, et sont rapidement en sueur. Cette sensation de chaleur est générale et se localise au creux épigastrique et dans la région dorsale; elle semble s'accentuer quand le tremblement augmente. Les recherches thermiques ont montré que, malgré cette chaleur perçue par le malade, la température centrale ne subit aucune altération notable. Quant à la température périphérique elle est élevée de 1 à 2 degrés en plus que la moyenne (Grasset et Apolinario).

L'*examen des urines* montre qu'il y a une diminution dans la quantité d'urée et d'acide sulfurique. D'après M. Chéron il y aurait augmentation des phosphates (plus de 5 gr. par 24 heures). M. de Saint-Léger a trouvé que la quantité d'acide phosphorique restait le plus souvent tout à fait normale.

« Nous avons constaté, dit-il, que la quantité d'acide phosphorique rendu en un jour variait de 1 gr. 25 à 2 gr. 32, comme limites extrêmes, et que le plus souvent elle était de 1 gr. 80 environ. Nous croyons donc pouvoir conclure que la quantité de l'acide phosphorique dans les urines reste normale dans le cours de la maladie de Parkinson. »

Les résultats que nous avons obtenus sont également en contradiction avec les idées émises dans le travail de M. le Dr .Chéron. M. Gérard, interne en pharmacie à l'hôpital Laënnec, a bien voulu analyser 13 fois les urines de trois malades atteints de paralysie agitante.

Malade n° 1.

Septembre 26.	2 gr. 15 d'acide phosphorique en 24 heures.				
Octobre 10.	2 gr. 40	—	—	—	
— 16.	1 gr. 21	—	—	—	
— 19.	1 gr. 42	—	—	—	
— 22.	1 gr. 69	—	—	—	

Malade n° 2.

Septembre 26.	0 gr. 54 d'acide phosphorique en 24 heures.				
Octobre 10.	1 gr. 23	—	—	—	
— 16.	0 gr. 72	—	—	—	
— 19.	1 gr. 13	—	—	—	
— 22.	1 gr. 07	—	—	—	

Malade n° 3.

Octobre 23.	0 gr. 86 d'acide phosphorique en 24 heures.				
— 24.	0 gr. 78	—	—	—	
— 25.	0 gr. 54	—	—	—	

Comme la quantité d'acide phosphorique varie entre 2 gr. 50 et 3 gr. en moyenne chez l'homme adulte en bonne santé (Neubauer, Bouchard) on voit donc que d'après nos analyses, l'excrétion de l'acide phosphorique dans le cas de paralysie agitante est au-dessous de la moyenne.

L'étude des autres fonctions de l'économie montre que dans la paralysie agitante toutes les fonctions s'exécutent très bien. Certains malades se plaignent d'une sensation d'oppression. L'appétit est bien conservé, mais la *constipation* opiniâtre est la règle.

Les fonctions intellectuelles sont en général conservées, la mémoire n'a subi aucune altération. Cependant chez une malade de M. Damaschino l'intelligence était très affaiblie dès le début même de son affection.

Troisième période. — La période d'état est généralement très longue et peut durer des années. Puis, après être restés stationnaires pendant un temps fort variable, les symptômes principaux s'accentuent de plus en plus ; c'est surtout le tremblement qui augmente beaucoup ; et il arrive que le malade est dans l'impossibilité de se lever, de marcher. La nutrition, jusqu'alors conservée, s'altère, les muscles s'atrophient quelquefois, les facultés intellectuelles subissent une altération. Les individus deviennent gâteux ; on voit apparaître des eschares gangréneuses, et les malades succombent dans une véritable cachexie nerveuse. Le tremblement a pu diminuer et même disparaître dans les derniers temps de la vie.

Enfin une maladie intercurrente telle que la pneumonie (Trousseau-Charcot) emporte le malade.

A côté de cette *forme complète*, signalons la *forme fruste*, dans laquelle le *tremblement* fait défaut (Charcot, Bourneville) et qui n'est caractérisée que par la rigidité musculaire.

Il existe encore quelques symptômes se manifestant rarement, qui ont été observés dans le cours de la maladie de Parkinson, nous ne ferons que les signaler : l'*amaurose* (obs. IV de la thèse du D^r St-Léger), *brouillards devant les yeux* (obs. I, thèse du D^r St-Léger), la *paralysie du moteur oculaire commun* (thèse du D^r St-Léger, obs. III), *surdité*, (thèse St-Léger, obs. V et VIII) occupant l'oreille du côté où le tremblement est plus marqué.

Des crises vertigineuses, apoplectiformes et épilep-
tiformes de la paralysie agitante.

Maintenant que nous avons passé en revue les différents symptômes de la maladie de Parkinson, nous allons
décrire quelques *crises spéciales* qui jusqu'ici n'ont pas
attiré l'attention des auteurs qui se sont occupés de cette
maladie, et sur lesquelles M. le Prof. Damaschino a fréquemment insisté au lit du malade.

Vertiges. — Au début de la maladie, alors qu'il n'existe
encore que des symptômes prodromiques, certains malades se plaignent de *vertiges* tantôt passagers, tantôt
continuels. « Une malade, observée par MM. Vulpian
et Charcot (1), était sujette, un an au moins avant qu'elle
n'eût commencé à trembler, à une sorte de vertige presque continuel qui rendait la marche incertaine et qu'elle
compare à une sorte d'ivresse. Ce vertige qui au bout de
6 mois était devenu assez intense pour occasionner plusieurs fois des chutes, disparut complètement au bout
d'un an, au moment même où le tremblement commença
à agiter le bras gauche. » Une malade soignée dans le
service de M. Damaschino (obs. II), présenta également
des vertiges dans le cours de sa maladie, alors
qu'elle tremblait depuis plusieurs mois.

(1) *Gazette hebdomadaire*, 1861.

Dans un autre cas rapporté par MM. Vulpian et Charcot (obs. IV), le malade, qui était atteint de tremblement, raideur, propulsion, etc., fut admis à l'hôpital
pour des troubles vésicaux. « Il y a 5 semaines, à la suite
d'un violent accès de vertige, il s'affaissa tout à coup sur
lui-même et se trouva dans l'impossibilité de se relever ;
cependant il ne perdit pas connaissance pendant toute la
durée de l'attaque. »

Le Dr Ordenstein (1) a publié une observation de maladie de Parkinson dans laquelle nous trouvons signalés
des étourdissements fréquents : « Le début du tremblement remonte à sept ans, et c'est par la jambe gauche
qu'il a commencé ; pas de douleur ni de faiblesse dans
le membre ; la malade pouvait marcher. A cette époque
se montrèrent quelques étourdissements qui revenaient
presque tous les jours et qui duraient quelques minutes
sans perte de connaissance » (obs. V).

Les *attaques apoplectiformes et épileptiformes* semblent être plus fréquentes à en juger par le nombre de
cas que nous avons pu recueillir.

Chez une malade soignée dans le service de M. Damaschino, et chez laquelle on trouvait les signes évidents de
la maladie de Parkinson, ces accidents se reproduisi-
rent souvent (obs. I).

« La malade a de temps en temps des attaques apoplectiformes caractérisées par un début soudain, perte de
connaissance, quelques mouvements convulsifs, une respiration stertoreuse avec congestion de la face. Elle

(1) Ordenstein. Thèse de Paris, 1869.

reste un ou deux jours dans un état presque comateux ; puis elle se remet petit à petit, et le 3ᵉ ou 4ᵉ jour il ne reste plus de trace de la crise. »

Trois mois après son entrée dans le service (14 janvier 1885), elle eut une attaque apoplectiforme ; la température est restée à 37°,2 ; il existe un léger strabisme, et des douleurs de tête.

Le 4 février 1885, nouvelle attaque convulsive sans perte de connaissance. La température est à 37°,4.

4 décembre 1883. Elle est prise d'une attaque apoplectiforme ; le thermomètre ne s'élève pas au-dessus de 37°,8.

En janvier 1886, nouvelle attaque ; la malade tombe pendant qu'on l'habille, et présente, au moment de l'attaque quelques mouvements convulsifs, une congestion de la face. Aussitôt après l'ictus la température est à 37° ; une heure après, elle est à 38° ; pouls, 80.

Le 7 août 1886, elle est prise le matin, de convulsions épileptiformes, 37° pendant l'accès, 37°,4, après.

6 mars 1887. Elle a eu une attaque ce matin et est tombée.

Les membres étaient raides, la face congestionnée ; une écume abondante s'échappait de la bouche ; elle poussait des cris, puis est tombée dans un état demi-comateux qui a persisté jusqu'au lendemain matin.

22 avril 1867. Ce matin la malade a eu une attaque épileptiforme ; elle a jeté un cri et s'est affaissée en écumant abondamment.

27 août 1887. La malade est tombée sans connaissance en poussant un cri ; pendant l'attaque, mouve-

ments convulsifs des membres supérieurs seulement, écume à la bouche, face congestionnée, raideur des membres. Température 37°,2 pendant l'attaque, 37°,6 après.

Un quart d'heure après l'attaque, elle a poussé des gémissements qui ont duré toute la nuit. Temp. du soir, 38°,2.

Le matin 39°,4, à trois heures de l'après midi 41°,6. Le soir, mort.

Chez une autre malade du service de M. Damaschino, il s'agit d'une paralysie agitante type (obs. II). La malade se portait assez bien, quand le 21 août au matin en revenant des cabinets, elle fut prise d'un vertige et se plaignit d'un violent mal de tête ; quelques minutes après, elle perdit complètement connaissance. A dix heures, quand nous la voyons, nous la trouvons dans le coma avec raideur très marquée des quatre membres : les pupilles sont dilatées et ne se contractent plus. La malade a une respiration stertoreuse (20 par minutes), température 37°,5. Le tremblement a totalement disparu. Elle meurt à midi, sans avoir repris connaissance.

Dans l'observation suivante (obs. III), une femme atteinte de paralysie agitante, soignée dans le service de M. Damaschino, tombe, à la suite d'une mauvaise nouvelle, dans une faiblesse extrême ; elle reste couchée toute la journée, et pousse de petits gémissements.

S'étant levée, elle est prise d'une faiblesse et tombe. Le lendemain soir elle a une attaque épileptiforme, et reste près de deux heures dans le coma.

Chez le malade dont parlent MM. Vulpian et

Charcot (1) (obs. IV) et qui avait présenté des vertiges à plus d'une reprise, nous voyons signalés des accès *épileptiformes*. « 25 juin. Le malade a peu dormi la nuit, et il a eu du délire ; vers 10 heures du matin, il se déclare un accès épileptiforme pendant lequel la tête était convulsivement entraînée à droite pendant que l'œil droit était tourné en dehors et en haut, et l'œil gauche en bas et en dedans. En même temps les paupières et la langue étaient le siège de mouvements d'oscillations continuels, tandis que les muscles du visage et du cou étaient raides et durs. Les membres, tant inférieurs que supérieurs, restèrent au contraire, flasques, et n'offrirent que peu de résistance aux mouvements qu'on cherchait à leur imprimer. Pendant cet accès qui dura environ huit minutes, la respiration et le pouls étaient faibles et irréguliers, la perte de connaissance était absolue.

Le 1er et le 7 juillet de nouveaux accès éclamptiques se produisirent, à la suite desquels le tremblement cessa *chaque fois pendant une demi-heure environ* pour se montrer ensuite de nouveau avec sa première intensité. Le malade meurt le 10 juillet de pneumonie. »

Nous trouvons dans les *Archives de neurologie* de 1886, un travail de M. Grashey (de Würzbourg) sur la paralysie agitante. Il y est question d'un de ces malades qui, dans le cours de sa maladie fut pris d'un léger ictus apoplectique avec parésie de la moitié droite du corps (obs. VI).

M. Vulpian (2) parle d'une femme qui à la suite d'une violente discussion avec son mari perdit connaissance

(1) VULPIAN et CHARCOT. *Gazette hebdomadaire*, 1861.
(2) VULPIAN. *Cliniques médicales de la Charité*, 1879.

pendant plus de vingt-quatre heures (obs VII). Bientôt elle fut prise de tremblement. Six ans après, à la suite d'une nouvelle querelle avec son mari, elle eut une attaque d'une moindre intensité que la première.

Un malade du service de M. le Prof. Ball (obs. VIII) était atteint de paralysie agitante : plusieurs fois par mois il perd connaissance et reste dans le coma quelques minutes : « Si le malade est levé, il éprouve un étourdissement, perd connaissance et tombe brusquement sans pousser de cris et sans se débattre : on peut alors le pincer impunément ; il ne sent plus rien. Les quatre membres sont dans une rigidité complète. Pas de salivation, pas de morsure de la langue. L'attaque dure environ deux minutes, quelquefois davantage. En revenant à lui, il ne se souvient de rien. A son réveil il est pris d'un tremblement dans les quatre membres qui dure près d'une minute. La température pendant et après l'attaque reste à 37° ».

Nous avons exposé comment ces différentes crises (*vertiges, attaques apoplectiformes et épileptiformes*) pouvaient éclater chez des malades atteints de paralysie agitante, et nous avons montré qu'elles étaient des phénomènes relativement fréquents puisque nous avons pu en réunir sept cas.

Ce sont, comme nous l'avons vu, tantôt de simples vertiges passagers, tantôt des vertiges presque continuels ; ils peuvent être assez intenses pour donner lieu à une perte de connaissance. Mais le plus souvent le malade ne tombe pas. Bien que pouvant être d'une extrême fréquence chez le même individu dans la même journée, ils sont généralement de très courte durée. Ils peuvent être suivis d'attaques plus graves, apoplectiformes ou épilepti-formes.

Les attaques *apoplectiformes* et *épileptiformes*, plus fréquentes, d'après nos observations, que les vertiges, ne donnent pas lieu à une élévation de la température qui reste normale.

Les attaques *apoplectiformes* sont suivies d'une période comateuse de plusieurs heures.

Quant aux crises *épileptiformes* elles sont très variables en intensité, en durée et en fréquence. Dans plusieurs de nos observations nous voyons que le malade a poussé un cri, qu'il a écumé, et qu'il s'est débattu ; la face est congestionnée pendant l'attaque, et pâle ensuite.

Une seule fois nous trouvons signalée une légère parésie à la suite de l'ictus apoplectiforme.

Rarement il existe une flaccidité des membres ; dans la majorité des cas, les membres sont contracturés. Cette contracture disparaît rapidement, mais peut quelquefois persister jusqu'à la mort.

Les vertiges, les attaques apoplectiformes et épilepti-formes peuvent se rencontrer chez le même malade à de longs intervalles ou à quelques jours de distance.

La température.

D'après nos observations nous essayerons de dire quelques mots sur la température pendant et après ces *attaques apoplectiformes et épileptiformes.*

Le Prof. Charcot (1) a traité cette importante question à propos des attaques épileptiformes et apoplectiformes survenant chez les paralytiques généraux, chez les sujets atteints d'*hémiplégie ancienne* consécutive à l'*hémorrhagie* ou au *ramollissement cérébral,* et de *sclérose en plaques.* Dans tous les cas M. Charcot a trouvé que la température était élevée après l'attaque, que le thermomètre atteignait 38°,5, 39°, 40° et plus. « On trouve, dans les modifications que subit la température du corps dans les attaques apoplectiformes et épileptiformes de la paralysie générale et de quelques autres affections cérébro-spinales, un caractère qui peut, dans certains cas, être mis à profit pour le diagnostic. Il n'est pas nécessaire, je pense, d'entrer dans de longs développements pour faire ressortir combien il est difficile, en présence d'un malade qui vient d'être frappé d'apoplexie, avec ou sans accompagnement de convulsions, de décider, d'après la

(1) CHARCOT. *Leçons sur la thermométrie clinique,* 1869. — BOUR-NEVILLE. *Études cliniques et thermométriques sur les maladies du système nerveux,* 1870-1873. ·

seule considération des symptômes extérieurs, s'il s'agit de l'*apoplexie vraie*, résultant de la formation actuelle d'un foyer cérébral, soit d'hémorrhagie, soit de ramollissement, ou au contraire d'une simple attaque *congestive*. Eh bien, l'examen de la température centrale fournirait en pareille occurrence un renseignement décisif. J'ai démontré, en effet, par des observations répétées, que, dans l'apoplexie vraie, principalement lorsqu'elle se rattache à l'hémorrhagie cérébrale, la température s'abaisse constamment quelques instants après l'attaque, et se maintient ensuite, en général pendant vingt-quatre heures au moins, au-dessous du taux normal, alors même qu'il se produit des accès convulsifs, intenses et répétés. Or nous venons de voir que dans les attaques dites congestives, la température s'élève au contraire, dès l'invasion des premiers symptômes au-dessus du chiffre physiologique, et tend à s'élever encore progressivement pendant toute la durée de l'accès. »

M. Giraudeau (1), dans sa description des attaques apoplectiformes survenant dans la sclérose en plaques, la paralysie générale, etc., insiste sur l'élévation de la température : « La température centrale qui dans l'hémorrhagie et le ramollissement cérébral est au-dessous de la normale dans les heures qui suivent le début de l'attaque, s'élève au contraire rapidement ici à 39°,5, 40°, et se maintient à ce chiffre tant que dure l'état comateux. Parfois même elle atteint 40°,5, 41°; ce serait là un signe de la plus haute gravité, et qui ne s'observe-

---

(1) GIRAUDEAU. Thèse de Paris, 1884.

rait guère que dans les cas devant se terminer par la mort. Lorsque, au contraire, l'attaque approche de la fin, la température s'abaisse graduellement à 38°,5, 38°, et revient peu à peu à son chiffre normal. Chez un malade, cependant, dont nous publions l'observation ici, nous l'avons vue osciller entre 38°,5 et 38°, trente-six heures après la fin de l'attaque, en même temps le pouls était fort, vibrant, 90 à 110 par minute, la face était rouge et couverte de sueur ».

« Pendant les crises apoplectiformes de la sclérose en plaques, dit le Prof. Grasset, le pouls est toujours accéléré, et, fait important, la température s'élève rapidement. Dès les premières heures qui suivent l'invasion, elle peut atteindre 38°,5 ou 39°, après douze ou vingt-quatre heures, elle arrive à 40°. Si le malade doit guérir, elle décroît rapidement. Quand elle dépasse 40°, cela présage en général une terminaison fatale.

Ces modifications dans la température ont été étudiées par Westphal dans les attaques de la paralysie générale, et retrouvées par Charcot dans celles de la sclérose en plaques, et dans celles qui sont consécutives à l'hémorrhagie ou au ramollissement. Ce symptôme a même une grande valeur diagnostique.

Dans l'apoplexie vraie, se rattachant, par exemple, à l'hémorrhagie cérébrale, la température s'abaisse quelques instants après l'attaque et reste pendant vingt-quatre heures au-dessous du taux normal, même quand il y a de fortes convulsions ; ici, au contraire, elle s'élève dès le début et monte constamment. »

Nos observations ne concordent point avec les principes formulés par M. Charcot. N'ayant pu réunir que trois cas avec températures, nous ne pouvons établir de règle, et nous nous contenterons seulement de publier ces températures, en attendant que d'autres observations plus nombreuses permettent d'établir d'une façon certaine la marche de la température pendant et après ces *crises*.

Chez *nos deux* malades (obs. I. et II) le thermomètre, pendant quelques minutes après l'attaque, a été de 37°,2, 37,°4, 37°,8, 37°, 37°, 37°,4, 37°,2, 37°,6. Jamais le thermomètre n'est monté jusqu'à 38°. Une heure après l'attaque nous voyons que le thermomètre a été à 37°,6 chez la première malade, et à 37°,5 chez la seconde. Enfin la première malade n'a présenté d'élévation thermique que le soir de son attaque; le thermomètre est monté à 38°,2, le lendemain matin à 39°,4, dans la journée à 41°,6, quelques heures avant la mort.

La seconde malade, quelques heures avant de mourir n'avait que 37°,5.

Chez le troisième malade (obs. VIII) la température, à l'état normal oscille aux environs de 37°. Immédiatement après l'attaque le thermomètre ne dépasse pas ce chiffre normal. Notons qu'elle a été prise plusieurs fois, et que les résultats ont toujours été identiques.

C'est ainsi que le 21 octobre ce malade, qui le matin avait 37°, fut pris quelques heures plus tard d'une attaque apoplectiforme d'une durée d'environ une minute; le thermomètre, immédiatement après l'attaque marquait 37°, et une heure après 37°.

Dans la journée, nouvelle attaque à laquelle assista

mon ami M. Klippel, interne du service. Voici là note que M. Klippel a bien voulu me remettre : « Le malade perdit connaissance et tomba, sans pousser un cri, sans présenter d'écume à la bouche ; la tête était tournée à gauche, ainsi que les yeux ; la rigidité musculaire était généralisée, mais plus marquée à droite ; la face était pâle, et le malade grinçait des dents. Pendant toute la durée de l'attaque, qui persista une minute et demie, le tremblement était exagéré surtout à droite. Le malade n'a pas eu de miction involontaire. Il prétendit qu'il avait senti venir son attaque. La température prise une demi-minute après la crise était de 37°. »

Nous avons vu que dans les attaques apoplectiformes de la sclérose en plaques et de la paralysie générale la persistance de l'élévation de température ou l'ascension continue du thermomètre étaient en général d'un pronostic fâcheux, et précédaient la mort. Dans la paralysie agitante en est-il ainsi ? Si le malade doit mourir dans le coma post-apoplectique ou post-épileptique, présente-t-il de la fièvre ? Chez notre malade (obs. I) l'élévation thermique, qui avait été nulle pendant l'attaque, s'est traduite le soir par 38°,2, le lendemain matin le thermomètre marquait 39°,4, quelques heures avant sa mort 41°,6.

Mais la malade qui fait l'objet de l'observation n° II, est morte dans le coma, et n'a jamais dépassé 37°,5, 37°,6.

En résumé la température terminale est tantôt élevée, tantôt normale, si nous en jugeons par nos deux observations.

Il serait donc nécessaire de recueillir d'autres courbes

thermiques avant de se prononcer d'une façon définitive ;
un point cependant se détache de nos trois observations
avec température, c'est qu'à l'inverse de ce qu'on rencontre à la suite des attaques apoplectiformes survenant
dans le cours d'autres affections cérébrales, le thermomètre ne monte pas au-dessus de la normale pendant
ou après les crises analogues de la paralysie agitante.

On se trouve plutôt en présence de ce qu'on observe
dans l'hémorrhagie cérébrale. Mais, comme l'autopsie
de la malade n° I n'a permis de trouver aucun foyer ancien ou récent d'hémorrhagie dans les artères de l'encéphale, nous sommes obligé de repousser l'idée d'un accident semblable.

**De l'analogie de ces crises vertigineuses apoplecti-
formes et épileptiformes avec quelques troubles
cérébraux observés dans la maladie de Parkinson
(congestion céphalique, démence, aphasie).**

Nous pouvons rapprocher ces troubles cérébraux d'un
certain nombre d'autres plus connus, tels que conges-
tions céphaliques, démence, aphasie, etc., qui ont une
certaine analogie avec ceux que nous avons décrits, et
qui ont été l'objet de travaux spéciaux de la part de M. le
Prof. Ball (1). L'auteur cite plusieurs observations se
rapportant à la coïncidence de la folie et de la paralysie
agitante : « Nous serions extrêmement disposé à croire,
dit-il, que le véritable siège de la lésion, soit organique,
soit fonctionnelle, se trouve dans les couches corticales
des hémisphères et non dans les parties inférieures de
l'encéphale. Dans cette hypothèse on comprendrait facilement l'enchaînement des symptômes ». Un malade
soigné par M. Ball (obs. IX), présentait les symptômes
classiques de la maladie de Parkinson ; sans offrir la
moindre paralysie, ni le moindre tremblement de la langue et des lèvres, il parlait avec lenteur et avec difficulté.
De temps en temps il semblait atteint d'*aphasie* et ne
trouvait plus ses mots. Chez une autre malade atteinte

(1) BALL. *De l'insanité dans la paralysie agitante.* (*Encéphale*, 1882.)

de paralysie agitante, M. Ball constata des troubles manifestes de l'intelligence (obs. X).

M. le Dr Parant (1), cite un cas de paralysie agitante avec aliénation mentale, et conclut ainsi : 1° La folie proprement dite se rencontre quelquefois au cours de la paralysie agitante; elle peut présenter des formes variables, mais la dépression prédomine habituellement.

Si nous avons fait ce rapprochement de la démence avec la paralysie agitante, c'était afin de montrer par des exemples que les troubles cérébraux de toute nature pouvaient apparaître dans le cours de la paralysie agitante, vertiges, attaques apoplectiformes et épileptiformes, aphasie, démence.

A côté de ces cas dans lesquels la relation entre les *accidents* et la *maladie de Parkinson* nous paraît certaine, il est d'autres observations dans lesquelles il y a simplement une coïncidence, et que nous ne faisons pas rentrer dans le cadre de nos observations. C'est ainsi qu'une malade dont parlent MM. Vulpian et Charcot (2), à la suite d'une grande frayeur tomba dans un état d'insensibilité totale (obs. XI). « La frayeur dérangea ses fonctions nerveuses d'une façon extraordinaire. Cette malade devint sujette à des *vertiges* ; elle perdit l'usage des membres d'un côté, et fut obligée de garder le lit pendant trois mois. Plus tard l'hémiplégie commença à diminuer. Mais bien qu'il y ait déjà sept ans que l'attaque a eu lieu, la paralysie est encore très prononcée.

(1) PARANT. La paralysie agitante examinée comme cause de folie *Annales médico-psychologiques*, 1883.
(2) VULPIAN et CHARCOT. *Gazette hebdomad.*, 1862.

Pendant le cours de ces sept années elle a été aussi prise d'amaurose qui l'a rendue aveugle pendant près d'une année ; puis elle a recouvré la vue d'un seul œil. A présent elle offre un spécimen remarquable de paralysie agitante. »

Il est évident que dans ce cas, la malade, avant de devenir paralytique agitante, présenta des troubles divers et des vertiges, une hémiplégie, etc., qui appartiennent à l'hystérie et non à la maladie de Parkinson.

Dans la thèse du Dr Saint-Léger, il est question d'une femme de 62 ans, qui, à l'âge de 45 ans, à la suite d'une frayeur fit une fausse couche. Deux jours après, hémiplégie gauche, qui disparaît sans laisser de traces au bout de trois mois de traitement par les bains de vapeur.

Pendant la guerre, elle voit éclater des obus près d'elle. C'est à ces émotions-là qu'elle attribue la brusque disparition de ses règles. Quoi qu'il en soit, depuis cette époque, elle aurait eu souvent des *vertiges* et des *défaillances*, et ses forces auraient diminué sensiblement.

En 1874, apparaît le tremblement qui devient plus marqué les années suivantes.

Dans ce cas, nous ne rattachons pas, ni les *vertiges*, ni les *défaillances*, ni l'hémiplégie passagère à la paralysie agitante. Ces accidents se sont manifestés trop longtemps avant l'apparition des symptômes classiques de la maladie de Parkinson pour que nous les considérions comme faisant partie de cette affection.

Nous faisons les mêmes restrictions à propos d'une malade (obs. IX, thèse St-Léger) qui, à la suite d'une

scène avec son gendre, fut prise de *crises nerveuses*.
« Assise dans un fauteuil, elle pousse des cris violents et
tremble de tout son corps ; elle ne perd pas connaissance. Les crises se reproduisent trois fois en une heure,
durant chaque fois de quelques minutes à un quart
d'heure. La troisième crise terminée, la malade s'aperçoit qu'elle continue à trembler au pouce droit.

Pendant deux ans le tremblement est limité à la main
droite... »

Observations.

OBSERVATION I (PERSONNELLE)

Paralysie agitante avec attaques apoplectiformes et épilepti-
formes dans le cours de la maladie. — Mort dans une
attaque épileptiforme. — Autopsie.

La nommée Gr..., Armandine, âgée de 29 ans, entre le 12 octobre 1882, salle Monneret, n° 16, service de M. le Prof.
Damaschino.

Elle a toujours eu une bonne santé, elle n'est ni alcoolique,
ni syphilitique.

Il y a environ trois ans, à la suite d'une grande frayeur (son
mari avait voulu la frapper), elle a été prise d'un tremblement
subit dans le bras gauche ; quatre mois plus tard, le bras droit
s'est mis à trembler, ensuite les membres inférieurs.

Il y a deux ans, les quatre membres et le tronc sont devenus
peu à peu raides. Sensation de chaleur très intense dans tout
le corps ; salivation continuelle ; constipation habituelle.
Depuis quelques mois la malade a une certaine difficulté à
s'exprimer.

Elle raconte que de temps en temps elle a des *attaques* pendant lesquelles elle perd connaissance. Elle reste ensuite deux
ou trois jours dans un demi-coma, et ce n'est que peu à peu
qu'elle sort de cet état et qu'elle a conscience du monde exté-
rieur.

État actuel. — Le tremblement est généralisé ; seule la
tête est respectée. Il disparaît pendant le sommeil, et diminue

pendant les mouvements volontaires ; il se compose d'une série de petits mouvements coordonnés (tremblement caractéristique des doigts).

La raideur est généralisée : c'est avec peine qu'on fait exécuter des mouvements de flexion et d'extension aux membres supérieurs ; la tête présente une raideur très grande, le corps est dans une demi-flexion, la tête penchée en avant.

La malade peut encore marcher, mais elle s'avance tout d'une pièce, par petits pas, allant de plus en plus vite, ce qui lui occasionne des chutes de temps en temps. La rétropulsion est également très marquée.

La figure semble recouverte d'un masque; les traits sont immobiles, et si on cherche à faire sourire la malade, on n'obtient qu'un écoulement plus abondant de salive, sans qu'il se produisent de changements bien notables dans le faciès.

La force musculaire est conservée. Pas de nystagmus, pas d'épilepsie spinale.

14 janvier 1885. Aujourd'hui la malade a eu une *attaque apoplectiforme :* brusquement elle a perdu connaissance, et est tombée par terre sans pousser un cri, sans saliver ; la respiration est restée stertoreuse et la face était congestionnée. Perte de la sensibilité pendant près de 5 minutes ; la malade est revenue ensuite à elle, sans se souvenir de ce qui s'était passé. La température après l'attaque était de 37°,2. On constate un léger strabisme qui disparaît le lendemain. Elle se plaint de maux de tête pendant plusieurs jours.

4 juin. — Nouvelle *attaque convulsive*, sans perte de connaissance; après l'attaque la température est de 37°,4.

4 décembre 1885. — *Attaque apoplectiforme* qui a duré près de 10 minutes. La température, prise quelques minutes après l'accident, est de 37°,8. Les jours suivants, la malade reste couchée, mais souffre de la tête ; elle sommeille presque toute la journée, et répond difficilement aux questions qu'on lui adresse.

15 juin 1886. *Nouvelle attaque;* elle tombe pendant qu'une

infirmière l'habille : elle a quelques mouvements convulsifs dans les membres pendant les premiers moments, puis reste dans le coma, la face très congestionnée, pendant quelques minutes. Température aussitôt après l'ictus, 37° ; une heure après, 38° ; pouls, 80. La céphalalgie persiste deux jours.

7 août. Ce matin, *convulsions épileptiformes* persistant pendant près d'une heure. Température, 37°, pendant l'accès ; 37°,4, après. A la visite, la malade dort profondément (on lui avait fait une piqûre de morphine).

Depuis quelques semaines on s'aperçoit que la malade a plus de peine à marcher, et surtout à se tenir debout ; la contracture augmente dans les membres. Elle est très émotive, et on est obligé de la coucher ou de l'asseoir, aussitôt après l'avoir examinée ; car elle se met à trembler davantage, après un examen, et ne pourrait plus rester debout.

6 mars 1887. Ce matin elle a eu une *attaque* : brusquement elle est tombée, sans pousser un cri initial, et sans se débattre : les membres sont raides, contracturés ; la face est congestionnée, une écume abondante s'échappe de sa bouche ; elle pousse des cris pendant quelques minutes, puis entre dans un état comateux jusqu'au lendemain matin.

Le jour suivant Armandine se lève et ne se plaint pas de souffrir.

22 avril 1887. Armandine a eu ce matin une *attaque épileptiforme :* elle se promenait dans la salle quand elle a jeté un cri et est tombée, en écumant abondamment : pas de mouvements convulsifs, mais insensibilité absolue.

A la visite elle est couchée sur le dos ; la respiration est stertoreuse, le corps couvert de sueur. Les membres sont dans la résolution complète : la sensibilité à la piqûre est revenue ; elle sent quand on la pince.

27 août. Depuis plusieurs jours Armandine se plaignait de maux de tête violents. Aujourd'hui, à 9 heures du matin, elle a eu une attaque épileptiforme. Elle a poussé un cri et est tombée sans connaissance ; elle a eu, immédiatement après sa chute, des

mouvements convulsifs localisés aux membres supérieurs seulement. Écume à la bouche, face congestionnée pendant la crise, livide à la fin de l'attaque ; raideur des membres inférieurs e raideur très prononcée du bras gauche qui a persisté plus longtemps que celle des membres inférieurs. Température pendant l'attaque 37°,2, après l'attaque 37°,6. Un quart d'heure après l'attaque, qui avait duré dix minutes, elle commençait à revenir à elle, quand elle est retombée dans un demi-coma qui a duré jusqu'à la mort, qui a eu lieu le lendemain. Dans ce demi-coma elle poussait continuellement de petits gémissements.

$$\text{Températures} \begin{cases} \text{Du soir} \dots \dots \dots \dots \dots \dots \dots & 38°,2 \\ \text{Du matin} \dots \dots \dots \dots \dots \dots & 39°,4 \\ \text{A 3 heures de l'après-midi} \dots & 41°,6 \end{cases}$$

AUTOPSIE. *Poumons.* — Forte congestion des deux poumons.

Foie. — Légèrement augmenté de volume : il contient deux petites tumeurs à contenu gélatineux (le microscope permet d'y découvrir la structure de membranes hydatides).

Reins congestionnés.

Rien dans les autres organes.

Cerveau. — Congestionné. M. le Prof. Damaschino pratique de nombreuses coupes, et en aucun point il ne trouve soit un ramollissement, soit une hémorrhagie, soit une tumeur. L'examen histologique de l'encéphale n'a pu encore être pratiqué ; il en est de même de celui de la moelle.

OBSERVATION II (PERSONNELLE)

Paralysie agitante. — *Mort par attaque apoplectiforme.*

La nommée L..., âgée de 47 ans, entre le 23 avril 1887, salle Louis, n° 27, dans le service de M. le Prof. Damaschino.

Antécédents héréditaires. — Père mort d'accident à 43 ans ; mère morte d'asthme à 72 ans. Une des sœurs de la malade est morte de tuberculose à 18 ans ; un frère est mort à 44 ans, après avoir présenté du trismus (?) ; six frères et trois sœurs sont encore vivants.

Antécédents personnels. — Rougeole à 8 ans ; réglée à 19 ans ; migraines à chaque période menstruelle, ni syphilis, ni alcoolisme.

Son mari est mort aliéné, après deux ans de maladie.

En 1870, la malade eut un œdème des membres inférieurs qui dura un an.

Elle a perdu son mari en 1876 ; à cette époque elle a été très malheureuse et a éprouvé de grands chagrins. Peu à peu elle a remarqué une certaine faiblesse des membres inférieurs et supérieurs ; elle se fatiguait rapidement, était moins vive et trouvait qu'elle était comme paralysée.

En 1878, le *tremblement* a débuté par la main gauche pendant la nuit, et a persisté près d'une heure. Le lendemain matin le tremblement était très faible ; puis, les jours suivants, il a augmenté peu à peu. La jambe gauche s'est prise cinq ou six mois après, en même temps affaiblissement du membre inférieur gauche.

En 1886, variole légère, qui n'a eu aucune influence sur le tremblement. Sueurs profuses.

État actuel. La malade est légèrement courbée en avant, les mains présentent l'attitude caractéristique ; le tremblement qui est général, est plus marqué à la main et au bras gauches : les oscillations sont rythmiques, les mains sont animées de petits tremblements ; le pouce, en opposition, vient buter continuellement sur l'index et le médius.

Le tremblement existe aussi au pied gauche ; les orteils sont portés en dehors, peu mobiles et fléchis ; il existe, en outre, une ostéite de l'extrémité inférieure du premier métatarsien. Pas de tremblement au niveau du pied droit.

Le tremblement disparaît dans les mouvements volontaires, dans le sommeil. Il augmente à la moindre émotion et lorsqu'elle se réveille.

M.   4

Un peu d'exagération du réflexe rotulien, à gauche surtout.

La tête ne tremble pas, et la raideur de la nuque n'est pas très grande, cependant la tête ne peut pas exécuter tous les mouvements d'une façon complète, principalement ceux d'extension.

Lorsque la malade marche, elle s'avance tout d'une pièce, la tête légèrement penchée en avant, les coudes rapprochés du corps, les avant-bras demi-fléchis.

Pas de propulsion ; mais rétropulsion très marquée.

La face ne réflète aucun sentiment, les traits sont peu mobiles.

Pas de troubles de la sensibilité.

Les yeux ne présentent rien de particulier ; amblyopie ; pas de nystagmus ; pupilles normales, régulières.

L'oreille gauche entend les battements d'une montre placée à 35 centim., tandis que l'oreille droite les perçoit jusqu'à 40 centim.

Pas de troubles du côté du goût.

Le sommeil est agité ; elle rêve presque toutes les nuits à des fantômes.

Son état psychique est resté bon ; pas de troubles de la mémoire.

Force musculaire. Au dynamomètre, à gauche, 23 ; à droite 32.

Rien aux poumons ; souffle systolique à la pointe au cœur.

Les digestions sont bonnes ainsi que l'appétit, constipation habituelle. Les urines contiennent un peu d'albumine.

La malade ne présente rien de particulier à signaler pendant son séjour à l'hôpital ; le tremblement, qui est généralisé, est toujours plus marqué à gauche. La raideur musculaire a fait des progrès, la tête n'exécute plus qu'avec difficulté les mouvements de flexion ou d'extension, les sueurs sont fréquentes et la malade se plaint continuellement de la chaleur. Pas de troubles de la parole, pas de tremblement de la langue.

21 août 1888. Ce matin la malade s'était levée comme d'habitude, quand à huit heures elle a été prise d'un *vertige* et s'est

plainte d'un violent mal de tête. A peine était-elle assise sur
une chaise, qu'elle a perdu connaissance et est tombée dans le
coma. Il existe une contracture des quatre membres telle qu'il
est impossible de fléchir les jambes ; la contracture est plus
marquée à gauche. Le côté droit est insensible, le côté gauche
sent encore et la malade remue légèrement la jambe gauche,
quand on la pince.

Le tremblement a disparu.

· Les pupilles sont dilatées, les traits du visage ne sont pas
déviés.

Pouls, 48 ; respiration 20 ; température (une heure après l'accident), 37°, 5. La malade meurt dans le coma à midi ; à onze heures le thermomètre était encore à 37°,6. L'autopsie n'a pu être
pratiquée.

OBSERVATION III (PERSONNELLE)

Paralysie agitante.

La nommée P..., couturière, âgée de 48 ans, entre le 1ᵉʳ février 1882, salle Monneret, dans le service de M. le Prof.
Damaschino.

Antécédents héréditaires. — Mère morte d'une affection du
cœur. Père mort tuberculeux, après plusieurs mois de maladie.

· *Antécédents personnels.* — Gourmes dans son enfance ; variole vers l'âge de 10 ans. Pas de syphilis, pas d'alcoolisme.

Bonne santé jusqu'il y a 3 ans ; à cette époque la malade a
ressenti des douleurs dans le ventre, qui augmentaient par la
marche et la fatigue ; les règles deviennent douloureuses et
très abondantes.

Il y a deux ans (1880) elle a été prise de douleurs très vives
dans les jambes et dans les talons, douleurs continues, plus
vives lorsque la chaleur du lit était trop élevée, aussi la malade
se couvrait-elle fort peu la nuit, de façon à diminuer l'intensité

des douleurs. La fatigue et la marche n'avaient aucune action sur ces douleurs qui ne l'empêchaient pas de vaquer à ses occupations. Tous ces phénomènes ont persisté près de six mois. Jusqu'alors la malade ne tremblait pas.

Vers la fin de 1880, son frère mourut subitement la nuit, ce qui occasionna à la malade une très vive frayeur ; elle se mit à trembler de tous les membres pendant près d'une heure, et finit par s'endormir.

Le lendemain elle s'aperçut que le bras et la main gauches étaient le siège d'un léger tremblement, ainsi que le membre inférieur gauche et la tête.

Il n'y a que sept mois que le tremblement a envahi le côté droit.

État actuel. — La malade présente un tremblement très marqué à peu près généralisé ; la face a un aspect hébété, les traits sont immobiles ; la tête est comme ankylosée, et c'est avec peine qu'on parvient à lui faire exécuter soit des mouvements latéraux, soit des mouvements d'avant en arrière. La mâchoire inférieure est le siège d'un tremblement très marqué.

Les membres supérieurs et inférieurs tremblent continuellement, la face palmaire du pouce est placée au devant de la face palmaire des 2e et 3e doigts et les doigts sont animés de mouvements perpétuels.

Légère déviation des pieds en dedans.

Il existe une contracture très forte des sterno-mastoïdiens, des scalènes, des mylo-hyoïdien, des muscles des membres inférieurs et supérieurs.

Antéropulsion et rétropulsion très nettes.

La malade se plaint d'une sensation de chaleur très forte dans tout le corps. Lorsqu'elle est fatiguée ou préoccupée, le tremblement s'accentue, et la malade est couverte de sueurs.

Pas de troubles de la sensibilité à la piqûre, au froid, à la chaleur.

Urines normales.

Rien au cœur, rien au poumon.

Recherches dynamométriques, à *gauche*, 65 ; à *droite*, 74.

7 mars. Depuis trois jours, à la suite d'une mauvaise nouvelle, la malade est tombée dans une somnolence et une faiblesse extrêmes : elle se lamente et pousse des gémissements, sans vouloir répondre aux questions qu'on lui adresse. Elle semble avoir une gêne à prononcer des syllabes. Le tremblement a beaucoup augmenté, la malade est couverte de sueurs. Dans la journée elle a eu une *faiblesse* et est tombée en marchant ; elle a perdu connaissance pendant près d'une minute ; son visage était très pâle, au dire de ses voisines.

Le 8. Même agitation dans la journée ; elle continue à pleurer toute la journée. Vers le soir ses voisines s'aperçoivent que la malade est prise de convulsions.

Elle a perdu complètement connaissance, ne répondait plus aux questions qu'on lui adressait ; cette attaque épileptiforme a duré près de 2 heures, pendant lesquelles le tremblement des différentes parties du corps avait totalement disparu ; il n'est revenu que peu à peu, en même temps que la malade reprenait la raison.

27 avril. Cette nuit, douleurs gastralgiques très violentes. Le tremblement, qui depuis l'attaque avait beaucoup diminué, a repris son intensité antérieure. (Suppression de l'hyoscyamine qui est remplacée par 5 dragées de 0.20 centigr. chacune de bromure de camphre.)

3 mai. Les douleurs gastriques ont diminué, et n'apparaissent plus qu'à de rares intervalles : le tremblement a également diminué.

Le 15. Crampes et douleurs dans le gros orteil gauche.

15 septembre. Voilà plusieurs jours que la malade a de fortes métrorrhagies ; le tremblement a augmenté beaucoup depuis qu'elle perd autant. Cette métrorrhagie persiste pendant 10 jours. Le tremblement diminue d'intensité en même temps que l'écoulement sanguin est moins abondant.

La malade est renvoyée de l'hôpital pour refus de traitement et insubordination.

Observation IV

Vulpian et Charcot. *Gazette heb.*, 1861. Empruntée à Oppolzer.

Un homme de 72 ans, très maigre et très chétif, fut admis à la Clinique le 20 juin pour y être traité d'un tremblement violent qui le mettait hors d'état de se servir de ses mains. Voici ce qu'a raconté cet homme sur le début de sa maladie. Il n'avait jusqu'à l'âge de 60 ans, éprouvé aucune maladie sérieuse, lorsque, en 1848, pendant le bombardement de Vienne, il fut conduit par le hasard au milieu du combat. Là, il fut saisi d'une frayeur telle qu'il lui fut impossible de retourner chez lui, et qu'on fut obligé de l'y conduire. A peine s'était-il un peu remis, qu'une bombe vint à éclater près de sa maison, et renouvela son effroi. Quelques heures après ces divers événements, en voulant prendre un peu de nourriture, il s'aperçut qu'il lui était impossible de se servir de ses mains parce qu'elles étaient prises immédiatement d'un tremblement violent, dès qu'il s'agissait d'opérer un mouvement. Il remarqua aussi, peu de temps après, que les membres inférieurs étaient également le siège d'un tremblement ; mais celui-ci était beaucoup moins violent et n'empêchait pas la marche. La maladie, non seulement résista à tous les moyens employés, mais encore s'aggrava progressivement. Le tremblement persistait même pendant le repos du malade, et s'étendit à des muscles qui, jusque-là, n'avaient point été envahis ; enfin il s'y joignit de la paralysie. Au bout de quelques années le malade se vit dans l'impossibilité de demeurer dans la position verticale ; dès qu'il cherchait à se tenir debout, il éprouvait une irrésistible propension à tomber en avant ; il lui fallait alors, pour éviter la chute, saisir les objets environnants ou marcher à pas précipités. L'acuité de ses sens et des facultés intellectuelles avait diminué lentement, mais d'une manière progressive.

L'usage du thé, du café ou des boissons spiritueuses augmentait toujours le tremblement ; l'agitation des membres inférieurs était surtout prononcée le soir, lorsque le malade avait marché pendant la journée.

Il y a environ six mois les sphincters, de la vessie en particulier, furent pris de paralysie ; le malade fut admis à l'Hôpital général pour y être traité de ces nouvelles affections qui, au bout d'un mois, parurent s'être un peu amendées.

Il y a 5 semaines, à la suite d'un violent accès de *vertige*, le malade s'affaissa tout à coup sur lui-même, et se trouva dans l'impossibilité de se relever ; cependant il ne perdit pas connaissance pendant toute la durée de l'attaque. Depuis cette époque l'émaciation s'est accrue très rapidement ; la station et la marche ne sont plus possibles que pendant un très court espace de temps, et elles exigent de grands efforts ; en outre la parole est embarrassée.

Lors de son admission à la clinique le malade est dans l'état suivant : amaigrissement très prononcé, teinte terreuse du tégument externe dont la surface est recouverte de nombreuses écailles épidermiques ; la sécrétion de la sueur, augmentée au visage, paraît diminuée, au contraire, sur les autres parties du corps ; la température cutanée paraît inférieure à ce qu'elle est dans l'état normal.

Les muscles de la face, de la langue, du cou, ceux des extrémités supérieures, sont le siège de tremblements violents, incessants pendant la veille, et qui ne cessent complètement que lorsque le sommeil est profond. Les extrémités supérieures ne présentent le tremblement que d'une manière périodique, et dans les moments où il y a exacerbation générale de tous les symptômes. Les muscles atteints de tremblement sont en *même temps le siège de contractures*, principalement les muscles du cou et des épaules.

Les pupilles sont également dilatées, et se rétrécissent également sous l'influence de la lumière.

La bouche ne peut être close qu'incomplètement, et la salive coule des deux côtés sur la peau du menton.

Il ne paraît exister aucune lésion viscérale ; seulement il y a un peu de matité en avant et en arrière de la région correspondant au sommet du poumon droit. En ces points, en outre, l'auscultation fait percevoir une diminution du murmure respiratoire. Les artères temporales et celles des extrémités, l'artère brachiale du côté droit principalement sont flexueuses et rigides.

Partout la sensibilité est normale. Les muscles réagissent, bien qu'assez faiblement, sous l'influence de l'incitation électrique.

Il y a souvent des *vertiges*, plus rarement de la céphalalgie. L'évacuation des matières fécales a lieu d'une manière normale ; les urines sont alcalines et contiennent une certaine quantité de pus.

Le malade répond très lentement, mais assez nettement, aux questions qu'on lui adresse. La physionomie exprime l'indifférence et l'apathie...

25 juin. Le malade a peu dormi la nuit, et il a eu du délire ; vers 10 heures du matin, il se déclare un accès *épileptiforme* pendant lequel la tête était convulsivement entraînée à droite pendant que l'œil droit était tourné en dehors et en haut, et l'œil gauche en bas et en dedans. En même temps les paupières et la langue étaient le siège de mouvements d'oscillations continuels, tandis que les muscles du visage et du cou étaient raides et durs. Les membres, tant inférieurs que supérieurs, au contraire, restèrent flasques, et n'offrirent que peu de résistance aux mouvements qu'on cherchait à leur imprimer. Pendant cet accès, qui dura environ huit minutes, la respiration et le pouls étaient faibles et irréguliers, la perte de connaissance était absolue.

Le 1er et le 7 juillet de nouveaux accès éclamptiques se produisirent, à la suite desquels le tremblement cessa chaque fois pendant une demi-heure environ, pour se montrer ensuite de nouveau avec sa première intensité. D'ailleurs la susceptibilité générale parut s'émousser et s'amoindrir de jour en jour ;

le facies présente une expression de stupeur qui rappelle la physionomie des individus atteints de fièvre typhoïde parvenue à la seconde période. Le malade succombe le 10 juillet de pneumonie.

Autopsie. — Tuberculose pulmonaire. La dure-mère est épaisse et adhérente, çà et là, à la table interne de la voûte du crâne. La pie-mère est opaque, infiltrée de sérosité ; il existe également une assez grande quantité de sérosité dans le tissu cellulaire sous-arachnoïdien. Les circonvolutions cérébrales sont amincies ; les sillons qui les séparent paraissent plus profonds qu'à l'état normal.

L'épendyme, principalement au niveau de la corne postérieure, est granuleux. Dans l'épaisseur de la couche optique du côté droit on trouve un kyste apoplectique du volume d'un petit haricot, et dont les parois contiennent du pigment. Le pont de Varole et la moelle allongée sont très manifestement indurés. A l'examen microscopique, on trouve dans l'épaisseur du pont de Varole et de la moelle allongée une production anormale du tissu conjonctif.

Observation V

Dans la Thèse d'Ordenstein, 1867, Paris.

Paralysie agitante.

La nommée Marie Françoise, veuve, 71 ans, cardeuse, entre à la Salpêtrière le 20 juillet 1866.

Aucun antécédent héréditaire ne peut être trouvé. La malade a toujours mené une vie tranquille et laborieuse, exempte d'émotion et de chagrin ; elle a eu 2 enfants ; ménopause à 48 ans.

Le début du tremblement remonte à 7 ans, et c'est par la jambe gauche qu'il a commencé ; pas de douleur ni de faiblesse dans le membre ; la malade pouvait marcher. A cette époque se montrèrent quelques étourdissements qui revenaient presque tous les jours et qui duraient quelques minutes sans perte de connaissance.

Environ deux ans après, le membre inférieur droit a com·mencé à trembler; jamais elle n'a eu de tendance à courir en avant.

Il y a environ 4 ans que le membre supérieur gauche a commencé à trembler ; il y a 2 ans seulement que le bras droit a été pris.

Actuellement le tremblement est prononcé également dans les quatre membres, et il ne cesse que pendant le sommeil, mais la malade ne dort qu'une heure ou deux en moyenne. Au moment du réveil, le tremblement est moindre ; les émotions, même la parole seule l'augmentent. Pas de tremblement de la tête ; celui des membres consiste en une série d'oscillations rythmiques, non égales, à peu près 40, quelquefois moins par minute.

La malade peut marcher facilement avec un aide ; quand elle est assise les pieds constamment soulevés et abaissés, font entendre un bruit rythmique en percutant le sol. La malade dit toujours avoir très chaud ; elle n'est recouverte dans son lit que d'un seul drap, même en hiver : il existe une transpiration abondante (Résumé).

Observation VI

Archives de neurologie, 1886. (X^e congrès des neurologues et aliénistes de l'Allemagne du sud-ouest, 14 juin 1885). M. Grashey (de Würzbourg). *Sur la paralysie agitante.*

Cet auteur a étudié de près le rythme des tremblements dans quatre cas de paralysie agitante chez des individus de 74 à 83 ans, profondément atteints, ainsi que les circonstances qui arrêtent ou exagèrent les mouvements anormaux. A l'aide du polygraphe de Marey, il a pris le tracé des oscillations de la main droite, de la main gauche et de la langue. Les courbes présentées sont intéressantes, car le chronographe électrique a permis d'inscrire la division exacte du temps qui coupe uniformément l'ensemble des ordonnées ; un simple coup d'œil jeté sur la feuille révèle la grand régularité des secousses et permet d'en calculer aisément la durée.

Une oscillation entière

De la main droite		De la langue	
dure au maximum...	0.271	0.232	
— —	0.217	0.210	chez le malade I.
— en moyenne....	0.241	0.223	
— —	0.190		chez le malade II.
— —	0.187		chez le malade III.

On a encore pris le tracé simultané des oscillations des deux mains, de celle de la main droite et de la langue, en enregistrant la même division du temps. Les courbes montrent que, chez un même individu, les oscillations simultanées de divers organes ont parfois une durée absolument égale et que généralement leur durée est à peu près égale. Dans tous ces cas, le sommeil et les mouvements volontaires arrêtaient les tremblements ; ils ne subissaient aucune modification quand il se produisait une hyperthermie, jusqu'à 38°,5, mais alors ils ne s'arrêtaient plus pendant le sommeil ; un léger *ictus apoplectique* ayant entraîné une parésie de la moitié droite du corps, s'accompagna de la disparition des tremblements des deux mains et de la langue pendant plusieurs semaines. Les tremblements pouvaient également cesser à l'état de veille, à la condition que, plongés dans l'apathie, les patients demeurassent à l'état de momies dépourvues de vie psychique ; si on suscitait leur attention, si on provoquait un mouvement volontaire, on réveillait ce tremblement ou on l'augmentait dans la partie du corps non soumise au mouvement volontaire.

Observation VII (résumée)

Vulpian. *Cliniques médicales de la Charité*. 2ᵉ édit., 1879.

Paralysie agitante. — Attaques apoplectiformes.

La nommée I..., âgée de 39 ans, brodeuse, entre le 16 janvier 1877 dans le service du Prof. Vulpian. Toujours bonne santé. Syphilis probable.

Il y a six ans, à la suite d'une violente discussion avec son mari, elle *perdit connaissance* pendant vingt-quatre heures. Fièvre très intense ; trouble de la parole. Somnolence presque continue pendant cinq à six jours.

Pendant les deux semaines qui suivirent, elle ressentit sur les côtés de la colonne vertébrale, depuis le cou jusqu'au bassin, des douleurs très vives, lancinantes. Elle aurait eu en même temps des fourmillements et des douleurs en éclair dans la jambe gauche. Ces symptômes s'amendèrent peu à peu, et il survint bientôt un tremblement léger, continuel, limité du pied gauche. Elle quitta le lit six semaines après cet accident ; mais, depuis lors, les forces diminuèrent de jour en jour, et elle s'amaigrit.

Le 24 octobre 1876, à la suite d'une nouvelle querelle avec son mari, elle eut une *attaque* d'une moindre intensité que la première, mais en tous points semblable. Après cette nouvelle attaque, le tremblement du pied gauche augmenta sensiblement.

Il y a six mois, elle se mit à trembler légèrement des mains ; la main droite a été prise la première. Depuis trois mois environ, la malade a toujours trop chaud ; les travaux les moins pénibles la fatiguent et provoquent des sueurs abondantes ; elle a de la tendance à courir et à tomber en avant. Dans le courant du mois de juillet, le tremblement du pied augmentant et la marche devenant plus difficile, elle évita les promenades en public. Le pied droit se mit à trembler également.

A son entrée à l'hôpital elle présente les signes de la maladie de Parkinson.

Elle quitte l'hôpital peu améliorée.

OBSERVATION VIII

Observ. due à l'obligeance de mon ami M. KLIPPEL, interne des hôpitaux.

Paralysie agitante forme hémiplégique. — Attaques apoplectiformes

Le nommé B. Paul, âgé de 62 ans, journalier, est entré le 24 septembre 1888 dans le service de M. le Prof. Ball, salle Larochefoucaud, lit n° 14.

Ce malade a toujours eu une bonne santé ; on ne trouve chez lui ni éthylisme, ni syphilis.

Il y a deux ans il a été soigné dans le service de M. Ball pour des douleurs rhumatismales dans les jambes.

En janvier 1886, étant à l'atelier, il perdit brusquement connaissance ; en tombant il se fit au front une blessure dont il porte une cicatrice.

Depuis cette chute il a fréquemment des pertes de connaissance (une à deux par mois), qui sont plus nombreuses encore depuis six mois.

Le *tremblement* n'est apparu que depuis quatre mois au membre supérieur droit, tandis que, au niveau du membre inférieur du même côté, le tremblement est moins marqué. Ce tremblement est continu, composé de petites oscillations assez régulières ; loin d'augmenter par les mouvements volontaires, il diminue et disparaît presque complètement. Si le malade saisit de la main droite un verre par exemple, il ne parvient à exécuter ce mouvement qu'après quelques secondes d'hésitation ; le verre une fois saisi est porté aux lèvres sans éprouver de grandes oscillations.

De temps en temps le malade est pris d'un trismus qui dure une minute environ. Les *attaques apoplectiformes* se reproduisent très souvent, plusieurs fois même dans une seule journée.

La sensibilité générale est conservée. Affaiblissement de l'ouïe depuis trois mois, ainsi que de la vue. Pas d'inégalité pupillaire, pas de strabisme, pas de nystagmus, pas de ptosis, pas de vomissements, pas de troubles de la sensibilité gustative.

Conservation du réflexe pharyngien.

Il n'existe d'anesthésie sur aucune partie du corps.

Pas de rétropulsion ou de propulsion, pas de raideur musculaire ; signalons une céphalalgie presque continuelle, et une immobilité toute spéciale des traits ; facies égaré. Conservation de la force musculaire.

Polyurie ; ni albumine, ni sucre. Rien aux poumons et au cœur, sommeil pénible avec cauchemars. Pas de constipation. Affaiblissement de la mémoire.

Description d'une attaque. — Si le malade est levé, il éprouve un étourdissement, perd connaissance et tombe brusquement, sans pousser de cris, et sans se débattre : on peut alors le pincer impunément ; il ne sent plus rien. Les quatre membres sont dans une rigidité complète. Pas de salivation, pas de morsure de la langue.

L'attaque dure environ 2 minutes, quelquefois davantage. En revenant à lui, il ne se souvient de rien. A son réveil il est pris d'un tremblement dans les quatre membres qui dure près d'une minute. La température pendant et après l'attaque reste à 37°,

OBSERVATION IX (RÉSUMÉE)

BALL. *Encéphale*, 1882, p. 26.

Paralysie agitante accompagnée de démence et d'aphasie.

Il s'agit d'un individu de 34 ans qui, en 1878, se plaignit de sensations de brûlure aux membres inférieurs, toutes les fois qu'il se tenait debout ou qu'il essayait de marcher. Il y a huit mois le malade a commencé à éprouver un léger tremblement du bras gauche qui s'aggravait par l'exercice et qui a fini par l'obliger à quitter sa profession de coiffeur. C'est environ six mois plus tard que les troubles psychiques se sont montrés pour la première fois.

A l'époque de son entrée dans le service de M. Ball, ce malade présente les symptômes classiques de la maladie de Parkinson. La figure est pâle, immobile et sans expression. La marche est lente ; les membres supérieurs se meuvent difficilement, mais le tremblement n'existe que du côté gauche. Sans offrir la moindre paralysie, ni le moindre tremblement de la langue et des lèvres, le malade parle avec lenteur et avec difficulté. De temps en temps il semble atteint d'aphasie et ne trouve plus ses mots. L'état de démence fait des progrès incessants, et le malade repart pour son pays le 14 février 1881.

Observation X (résumée)

Paralysie agitante. — Démence. — Coma.

Chez une dame âgée, atteinte depuis 10 ans de paralysie agitante. j'ai constaté pendant les trois dernières années de la vie des troubles manifestes de l'intelligence.

Elle mourut dans un état comateux, après une longue période d'agitation, l'autopsie n'a pas eu lieu.

Observation XI

Vulpian et Charcot rapportent cette observation empruntée à Graves. *Gazette hebdom.*, 1862.

« E. D..., jeune femme d'environ 25 ans, paraît, d'après son propre récit, être devenue malade à la suite d'une soudaine et violente émotion. Cette pauvre fille croyait fermement, ainsi qu'un grand nombre d'individus des basses classes, à l'existence des esprits... Elle demeurait sur une route située entre deux cimetières... Quelques gens de sa connaissance voulurent s'amuser à ses dépens... On se procura un bâton à battre le beurre, auquel on suspendit un drap, de façon à représenter un corps décapité revêtu d'un linceul, et on suspendit le tout entre deux arbres au moyen d'une corde. Au moment où cette fille se mettait au lit, elle fut terrifiée par la vue de cet objet, et elle tomba immédiatement dans un état d'insensibilité totale. La frayeur dérangea ses fonctions nerveuses d'une façon extraordinaire. Cette malade devint sujette à des vertiges; elle perdit l'usage des membres d'un côté, et fut obligée de garder le lit pendant 3 mois. Plus tard, l'hémiplégie commence à diminuer; mais bien qu'il y ait déjà 7 ans que l'attaque a eu lieu, la paralysie est encore très prononcée. Pendant le cours de ces 7 années, elle a été aussi prise d'amaurose, qui l'a rendue aveugle pendant près d'une année; puis elle a recouvré la vue d'un seul œil. A présent elle offre un spécimen remarquable de paralysie agitante. »

Pathogénie.

Maintenant que nous avons étudié les différentes crises qui peuvent survenir dans le cours de la paralysie agitante, et que nous avons essayé d'en établir les signes et la marche, nous devons nous demander pourquoi ces accidents se produisent, et rechercher la cause de ces perturbations cérébrales.

En résumé pourquoi, dans la paralysie agitante, le malade présente-t-il quelquefois, au début, dans le cours ou à la fin de son affection, soit des vertiges, soit des attaques apoplectiformes ou épileptiformes?

Sur ce point notre réponse ne sera pas bien affirmative ; nous ne pourrons qu'émettre des hypothèses, étant donnée l'incertitude de l'anatomie pathologique dans la paralysie agitante.

Certains auteurs (Trousseau, Jaccoud) considèrent cette affection comme une maladie du mésocéphale caractérisée soit par une augmentation de volume et de consistance du pont de Varole et de la moelle allongée, soit par un ramollissement de la protubérance annulaire.

Dans d'autres cas les lésions sont tout à fait disparates: Leyden trouva un sarcome dans la couche optique. Nixon observa une infiltration calcaire au niveau des artères cérébrales et carotides. Chez un malade de

Friedreich existait une méningite chronique, et une myélite interstitielle chronique disséminée.

Dans un cas observé par Dowse l'examen microscopique révéla une dégénérescence granuleuse pigmentaire des cellules cérébrales au niveau de l'entre-croisement des pyramides, du corps olivaire, du noyau de la 9ᵉ paire, du cervelet et des cornes antérieures de la moelle.

M. Joffroy montra, dans trois cas, qu'il existait des altérations de la moelle et du bulbe caractérisées par l'oblitération du canal central par des éléments dus à la prolifération de la couche épithéliale de l'épendyme ; par une pigmentation plus ou moins forte des cellules nerveuses, et par des corps amyloïdes en quantité variabe.

M. Demange a observé des lésions analogues à celles que M. Joffroy avait décrites. Pour cet auteur, ces inflammations montrent que le processus se localise sur le système sensitif de la moelle et sur son analogue au bulbe, mais que la lésion reste à l'état d'irritation sans passer à la phase de sclérose définitive.

A côté de ces cas où des lésions tout à fait différentes ont été rencontrées à l'autopsie, existe un grand nombre de cas dans lesquels, malgré l'examen le plus attentif de la moelle, de l'encéphale, il a été impossible de rencontrer la moindre lésion. Nous citerons par exemple les cas observés par M. le Prof. Ball, par M. Ordenstein, par le Prof. Charcot, par M. Raymond, etc.

« Il existe des cas nombreux (1) où l'on ne constate aucune lésion appréciable, et si nous rapprochons ces

____

(1) Lereboullet et Bussard. *Dict. de Dechambre.*

cas complètement négatifs de ceux où l'on trouve des lésions, mais tellement variables, tellement disparates, qu'elles ne peuvent être regardées comme caractérisant la maladie en question, nous sommes obligés d'avouer avec la plupart des auteurs que l'anatomie pathologique de la maladie de Parkinson reste tout entière à faire, et que la paralysie agitante est une névrose, c'est-à-dire une maladie sans caractère anatomique constant et uniforme. »

Si nous avons rappelé un peu longuement les différentes lésions si dissemblables qui ont été observées dans la paralysie agitante, c'est afin de montrer combien la pathogénie de ces crises devra être hypothétique.

Dans les cas où l'on trouverait à l'autopsie une périencéphalite diffuse, des altérations du bulbe ou de la protubérance ou du cerveau, telles que ramollissements ou hémorrhagies, etc., l'explication serait facile.

Mais ordinairement il n'existe pas de lésion ni à l'œil nu, ni au microscope.

C'est ainsi que notre malade qui fait l'objet de l'observation n° I, présenta dans le cours de sa maladie, des attaques épileptiformes et apoplectiformes ; à l'autopsie l'examen du cerveau fut négatif, et il fut impossible, malgré les nombreuses coupes que pratiqua le Prof. Damaschino, de trouver soit une hémorrhagie, soit un ramollissement.

Chez les deux malades observés par Berger « on ne trouve aucune lésion capable d'expliquer les attaques apoplectiformes. »

D'autres malades (obs. III, V, VII, VIII) ont eu des

crises vertigineuses apoplectiformes ou épileptiformes, qui, chez certains d'entre eux, se sont répétées très souvent, sans que, dans la plupart des cas, ils aient présenté, à la suite de leurs attaques, des hémiplégies ou tout au moins des parésies ; la crise terminée, il ne restait plus aucune trace de l'accident.

Il en est donc de la maladie de Parkinson comme de la sclérose en plaques, par exemple.

Dans la sclérose en plaques, dans la paralysie générale on a invoqué, pour expliquer ces attaques, la congestion cérébrale, et on a cru pouvoir les expliquer en disant qu'elles étaient des accidents congestifs. Mais cette congestion se retrouve rarement à l'autopsie. Chez bon nombre de malades ayant succombé dans le cours d'une attaque apoplectiforme, on a signalé à l'autopsie une congestion intense des vaisseaux encéphaliques, mais dans une quantité de cas au moins égale cette congestion n'est pas indiquée, ou même il est dit d'une façon précise qu'elle n'existait pas. En parcourant ces observations à ce point de vue, nous nous sommes assurés que les cas dans lesquels cette réplétion des vaisseaux est signalée, sont ceux dans lesquels les accidents comateux ont duré un certain temps, ceux dans lesquels la respiration s'est embarrassée lentement et a amené un état asphyxique graduellement croissant. Au contraire, lorsque la mort est survenue rapidement, presque toujours cette congestion fait défaut, ainsi qu'on a coutume de l'observer chez les individus atteints de tumeurs cérébrales ou de vieux foyers hémorrhagiques (Charcot) qui meurent dans le cours d'une attaque apoplectique.

Nous ne croyons pas, en résumé, que cette congestion soit un phénomène primordial, un trouble préapoplectique, mais bien au contraire un accident ultime, une lésion cyanique que l'on peut rencontrer dans les cas d'asphyxie quelle qu'en soit la cause. C'est là un effet fréquent de l'état comateux, mais non pas la cause de celui-ci (Giraudeau).

Nous pensons que dans l'état actuel de la science, à propos d'une affection telle que la maladie de Parkinson, l'explication de ces crises peut, avec juste raison, être donnée par l'*ischémie cérébrale fonctionnelle*. Il se passerait dans le système vasculaire de l'encéphale de véritables spasmes des vaisseaux qui selon leur intensité, donneraient lieu soit à de simples vertiges, soit à des attaques apoplectiformes ou épileptiformes. On comprend que ces spasmes, agissant par ischémie fonctionnelle, soient passagers, ou durent plusieurs heures ou un ou deux jours. En général ces crises, comme nous l'avons montré, sont courtes; dans quelques cas elles persistent 24 heures, puis elles disparaissent, sans laisser aucune trace, sans que le malade reste frappé d'hémiplégie ou d'une paralysie quelconque. Cette véritable contracture des artères peut, selon nous, être comparée à ce symptôme qui se passe du côté du système musculaire, au tremblement.

Dans un important mémoire présenté au Congrès de Cambridge en 1880 par M. le Prof. Ball (1), l'auteur étudia certaines perturbations des fonctions cérébrales, qui selon lui ne pouvaient s'expliquer que par une *crampe*

(1) *Encéphale*, 1881.

M.　　　　　　　　　　　　　　　　　　　　　　　　5.

des vaisseaux qui alimentent certains départements de l'encéphale.

« Les centres nerveux, dit l'éminent professeur, sans être frappés d'aucune lésion organique apparente, peuvent devenir le siège des troubles fonctionnels les plus variés. Mais lorsqu'on cherche à pénétrer les causes de ces étranges phénomènes, on se trouve le plus souvent en présence d'explications vagues, qui n'expriment, pour ainsi dire, qu'un pressentiment de la vérité, sans apporter à l'esprit aucune notion précise.

...L'anémie générale, l'appauvrissement du sang, et l'ischémie localisée peuvent déterminer des perturbations profondes des fonctions encéphaliques... Mais l'ischémie spasmodique ou fonctionnelle n'a que bien rarement attiré l'attention des observateurs... Sans doute mon excellent maître, M. le Prof. Brown-Séquard, a depuis longtemps assigné aux troubles vaso-moteurs leur rang légitime, et mon ami le Dr Krishaber, dans son intéressante monographie sur la névropathie cérébro-cardiaque, admet qu'une crampe prolongée et pour ainsi dire permanente des artérioles encéphaliques, peut déterminer les accidents si variés dont il a tracé le tableau, etc... »

Bien des accidents peuvent être expliqués par l'ischémie fonctionnelle.

« Les expériences de Nothnagel, de Cohnheim et de quelques autres physiologistes nous ont appris que les capillaires cérébraux peuvent, sous l'influence d'excitations directes, se contracter spasmodiquement. L'anatomie pathologique vient quelque fois confirmer cette manière de voir; plus d'une fois, en pratiquant l'autopsie d'un *cérébral*, et surtout d'un aliéné, l'on découvre une anémie localisée dans certaines régions de l'encéphale, sans qu'il existe une thrombose, une dégénérescence athéro-mateuse des vaisseaux, pour en fournir une explication plausible.....

... Des altérations de l'équilibre circulatoire pourraient, peut-être, nous donner la clef de bien des cas d'aliéna-tion mentale, où l'anatomie morbide semble se dérober à nos recherches, et où la nature, suivant l'expression de Bacon, semble rester sourde à nos questions. »

Nous avons fait cet emprunt à M. le Prof. Ball, parce que nous croyons que cette ischémie fonctionnelle peut logiquement être incriminée dans la production des accidents vertigineux et apoplectiformes.

En résumé, tous ces troubles peuvent reconnaître différentes causes ; ils peuvent tenir soit à une conges-tion, soit à des lésions de l'encéphale, soit enfin, et ce sont pour nous les cas les plus fréquents, à l'ischémie fonctionnelle, fugace et ne donnant lieu à aucun trouble durable.

Pronostic.

Nous avons vu dans les différentes observations le mode d'apparition des crises vertigineuses apoplectiformes et épileptiformes ; certains malades les ont au début, d'autres dans le cours, d'autres à la fin de leur affection ; d'autres enfin présentent de ces attaques dans toutes les périodes de leur maladie et meurent dans une attaque.

Si l'attaque est légère, si la période comateuse ne dure que quelques minutes, l'accident, par lui-même ne présente ordinairement pas grand danger.

Lorsqu'au contraire les attaques se reproduisent rapidement, ou que le malade reste plongé plusieurs heures, un ou deux jours dans le coma, il est vraisemblable que le malade mourra dans le coma.

Enfin il semble qu'une élévation constante et progressive de la température centrale à la suite d'une attaque soit l'indice d'une mort prochaine.

Quant à l'action modificatrice de l'attaque par rapport au tremblement, elle n'est que passagère : tantôt le malade tremble moins après la crise ; tantôt il y a une véritable recrudescence qui généralement ne persiste que quelques jours.

Conclusions.

Les crises *vertigineuses, apoplectiformes* et *épilepti-formes* sont considérées par tous les auteurs comme appartenant à certaines affections cérébro-médullaires telles que la sclérose en plaques, l'ataxie, la paralysie gé-nérale, etc. ; jamais, d'après les ouvrages classiques, ces crises ne s'observent dans la paralysie agitante (Char-dot, Axenfeld).

Cependant nous avons pu recueillir huit observations de paralysie agitante dans lesquelles existaient soit des *vertiges*, soit des *attaques apoplectiformes* ou *épilepti-formes.*

Ces troubles peuvent apparaître :

1º Au *début* de la maladie de Parkinson, et ouvrir la scène, comme on l'observe à la suite d'une émotion ou d'une frayeur; le malade a un vertige ou une attaque apoplectiforme, et cet accident est immédiatement suivi des signes de la maladie de Parkinson.

2º Dans le *cours* de la maladie de Parkinson, et se reproduire plusieurs fois.

3º A la *fin* de la paralysie agitante, et se terminer par la mort.

A l'inverse de ce qu'on observe dans la sclérose en plaques, la paralysie générale, etc., la *température* ne s'élève pas pendant ou après ces crises, le thermomètre reste aux environs de 37 degrés.

Ces crises présentent quelques analogies avec certains phénomènes cérébraux observés dans la paralysie agitante, tels que démence, aphasie, etc.

Leur pathogénie est encore obscure ; mettant de côté les cas où on trouve à l'autopsie une lésion (tumeur, sclérose, hémorrhagie, etc.) capable d'expliquer ces accidents, il semble rationnel de supposer que, dans bon nombre de cas où l'autopsie est négative, ces troubles soient la conséquence d'une *ischémie fonctionnelle* due à un spasme passager des vaisseaux de l'encéphale.

Le pronostic des crises vertigineuses, apoplectiformes ou épileptiformes est généralement bénin, si l'attaque est légère, si la période comateuse ne dure que quelques minutes. Lorsqu'au contraire les attaques se reproduisent rapidement, ou que le malade reste plongé plusieurs heures dans le coma, il est vraisemblable que la terminaison fatale est proche et que le malade mourra dans le coma, surtout si la marche de la température va en s'élevant.

Index Bibliographique.

Vulpian et **Charcot.** — *Gazette hebdomadaire*, 1861, 1862.

Ordenstein. — Thèse de Paris, 1867.

Bourneville et **Guérard**. — *De la sclérose en plaques*, 1869.

Charcot. — *Leçons sur la thermométrie clinique*, 1869.

Bourneville. — *Études cliniques et thermométriques sur les maladies du système nerveux*, 1870, 1873.

Claveleira. — Thèse de Paris, 1872.

Charcot. — *Leçons cliniques sur les maladies du système nerveux.*

De St-Léger. — *Paralysie agitante.* Thèse de Paris, 1879.

Vulpian. — *Cliniques médicales de la Charité*, 1879.

Trousseau. — *Cliniques médicales.*

Debove. — *Société médicale des hôpitaux*, 1878.

Leroux. — Thèse de Paris, 1880.

Lhirondel. — Thèse de Paris, 1882.

Axenfeld. — *Traité des névroses.*

Fernet. — *Dict. de Jaccoud*, article Paralysie agitante.

Encéphale. — 1881, 1882.

Ball. — De l'insanité dans la paralysie agitante. *Encéphale*, 1882.

Parent. — La paralysie agitante examinée comme cause de folie. In *Annales médico-psychologiques*, 1883.

Giraudeau. — *Des accidents vertigineux et apoplectiformes dans le cours des maladies de la moelle épinière.* Thèse de Paris, 1884.

Lereboullet et **Bussard.** — Paralysie agitante (*Dictionnaire Dechambre*) 1884.

Archives de neurologie. — Xᵉ congrès des neurologistes et aliénistes d'Allemagne, 1886.

Heimann. — Ueber paralysis agitans. Berlin, 1888.

Eichhorst. — Traité pratique de pathologie interne et de thérapeutique (traduct. française, Steinheil, 1889).

IMPRIMERIE LEMALE ET Cⁱᵉ, HAVRE

www.ingramcontent.com/pod-product-compliance
Ingram Content Group UK Ltd.
Pitfield, Milton Keynes, MK11 3LW, UK
UKHW022120070726
13613UKWH00003B/1181